KB165041

양규현 박사의 백세 건강 지켜주는

뼈 이야기

양규현 지음

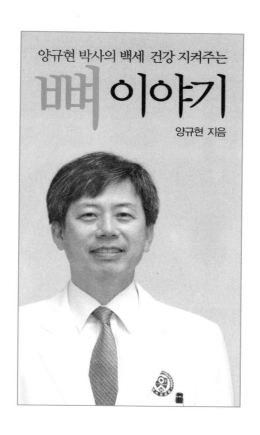

공감

이 책을 통해 가능한 한 많은 분들이
뼈 건강의 중요성을 깨닫고,
골다공증 골절이라는 큰 고통과 어려움을
겪지 않도록 젊었을 때부터 뼈 건강을 관리하는 데
도움이 되기를 진심으로 기원합니다.

젊은 시절 뼈 관리가
여든까지 간다

흔히 '백세시대'라는 말을 한다. 의술의 발달과 충분한 영양 공급으로 평균수명이 길어진 까닭이다. 이러한 백세시대를 살아가는 데 있어 가장 중요시 되는 것은 무엇보다 건강이다. 물질의 풍요나 명예를 이루어내도 건강이 뒷받침되지 않으면 평안한 삶을 누릴 수 없기 때문이다.

평균수명이 길어지고 건강에 대한 관심이 높아지면서 건강식품이나 영양제를 챙겨먹는 가정도 늘어나고 있다. 방송이나 매체 등에서 몸에 좋다고 소개된 것은 여지없이 열풍이 몰아치곤 한다. 그러다 보니 가짜 백수오 사건처럼 사회적 물의를 일으키기도 한다. 하지만 이처럼 적극적으로 건강을 챙기면서도 정작 뼈 건강에 대해서는 크게 의식하지 않는다. 상대적으로 중요도가 덜하다고 느끼기 때문이다.

뼈는 우리 몸 전체를 지지하고 움직일 수 있게 해주기 때문에 평생을 함께할 동반자이며 건강한 생활을 유지하는 데 필수적인 존재다. 하지만 대부분의 사람들은 나이가 들면 골다공증이 생기고 이로 인하여 뼈가 부서질 수 있다는 정도의 문제의식을 가지고 있을 뿐 별다른 관심을 가지지 않는다. 뼈의 형성 과정이나 뼈 관리에 관한 정확하고 상세한 정보를 얻기도 쉽지 않다. 그렇다 보니 당장 크게 와 닿는 주요 질병에 대해서만 관심을 갖고 주의를 기울이게 된다.

하지만 백세시대에 뼈 건강은 암이나 치매만큼이나 중요하다. 노인 골절은 심장질환의 두 배, 뇌졸중의 여섯 배까지 많이 발생하는 것으로 알려져 있다. 특히 65세 이상에서 발생하는 엉덩이 뼈(고관절 주위) 골절 환자의 경우 1년 이내에 골절과 관련하여 사망할 확률이 20퍼센트에 이른다. 80세 이후에 골절이 발생하는 경우 사망률이 40퍼센트 이상이다. 이러한 통계 수치가 말해주듯 암이나 치매로 사망하는 것만큼이나 위험하기 때문에 젊었을 때부터 지켜져야 하는 것이 바로 뼈 건강, 뼈 관리이다.

골다공증성 골절은 비단 노인들의 문제로만 볼 수 없다. 이를 예방하려면 아이들의 뼈 건강부터 챙겨야 하기 때문이다. 뼈 관리가 부실하면 성장이 늦어지고 키가 안 크는 것은 물론, 뼈가 휘거나 골량이 부족하여 장차 성인이 되어서도 각종 질병에 노출되기 쉽다. 골다공증의 가장 이상적인 예방법은 청소년 시기에 충분한 양의 칼슘을 섭취하고 야외 활동으로 비타민 D를 충분히 합성하여 뼈를 튼튼하게 만드는 것이다.

뼈는 청소년기를 보내면서 골량이 급격히 증가하며, 20~30대를 거치면서 최대 골량에 도달하고 그 이후에는 서서히 감소한다. 하지만 우리나라의 경우 입시 문제로 책상 앞에서만 보내는 중·고등학교 시절에 골량 형성이 저하될 뿐만 아니라, 현대 사회의 발전으로 20~40대 여성들 역시 바쁜 업무에 쫓기며 운동 및 영양의 불균형이 초래되어 골밀도 감소와 더불어 뼈 건강에 적신호가 들어오고 있다. 드물지만 남성의 경우도 예외는 아니다. 따라서 전 연령층에게 뼈 건강, 뼈 관리는 상당히 중요하다.

생활의 편리함을 가져다준 스마트폰, 컴퓨터 등의 디지털 기기는 뼈 건강을 방해하는 요소이며, 인스턴트식품이나 가공식품 역시 뼈를 약하게 만드는 원인이다. 인스턴트식품 속의 '인' 성분이 장에서 흡수를 방해할 뿐만 아니라 체내 칼슘을 밖으로 배출하여 성장을 저해하며, 지나친 카페인 섭취 역시 장에서 칼슘 흡수를 방해한다.

백세시대, 디지털 시대에 들려주는 '뼈 이야기'가 자칫 지루하고 재미없게 느껴질 수도 있겠지만 그 어느 때보다 뼈 관리가 중요한 시대에 살고 있으니 이 책이 조금이나마 도움이 되길 바란다.

1장

건강 백세의 조건

나이 들어
대접받는 시대는 지났다

 50대 직장인 A씨 부부는 주말이
면 자전거 동호회 회원들과 함께 단체 라이딩을 즐긴다. 60대 중반의
B씨는 젊은이들이 즐겨 입는 청바지에 스마트폰을 들고 SNS로 다른
사람들과 소통한다. 예전 같으면 "나잇값 못한다", "점잖지 못하다"
는 말을 들었겠지만 꽃중년, 꽃할배들은 남의 시선을 개의치 않는다.
나이 들었다고 해서 대접받기를 바라지도 않는다. 답답한 권위와 고
루한 형식에서 벗어나 당당하고 멋지게 자신만의 인생을 즐긴다. 말
그대로 나이는 숫자에 불과한 시대가 온 것이다.

최근 '꽃중년', '꽃할배'라는 말이 유행이다. 텔레비전 프로그램의
영향도 있겠지만, 나이 들어서도 젊은이들 못지않게 여행이나 운
동, 음악, 댄스 등을 즐기며 살아가는 사람들이 늘고 있는 까닭이다.

이들은 건강백세를 위해 다양한 취미 활동 외에도 외적으로 젊게 보이려는 노력들을 한다. 패션과 안티에이징으로 나이를 무색하게 하고, 주름 제거 시술을 받기도 한다. 하지만 진정한 건강백세를 즐기려면 무엇보다 건강관리가 필수일 것이다. 그중에서도 뼈 건강은 삶의 질을 높이는 데 있어서 빼놓을 수 없는 결정적 조건 중 하나다.

일반적으로 암이나 치매 같은 병에 대해서는 두려움이 있어 정기적으로 점검도 하고 예방하려는 노력도 하지만 뼈 건강에 대해서는 전혀 생각조차 하지 않는 경우가 많다. 더구나 일상에 쫓기는 바쁜 현대인들은 뼈 건강의 중요성을 간과하기 쉽다. 다른 신체 질병과 달리 뼈가 병들어서 휘거나 부러지면 팔다리가 자유롭지 못하게 되고, 결과적으로 인생을 즐기기는커녕 일상생활조차 하기 힘들어진다. 뼈 관리를 하지 않는다면 지금은 당연하게 생각하는 신체 자유가 한순간에 박탈당할 위기에 처할 수도 있다.

많은 사람들이 인지하지 못하지만 특히나 백세시대에는 뼈 건강이 암이나 치매 못지않게 중요한 요소다. 이를테면 공기와 비교해서 생각해볼 수 있다. 평지에 사는 사람은 공기 중에 존재하는 산소의 고마움을 잘 느끼지 못하지만 높은 산에 올라가면 산소가 희박해져서 숨이 가빠지고 고산병에 걸린다. 이와 마찬가지로 우리 몸도 젊은 시절에는 충분한 양의 뼈를 가지고 있어서 불의의 사고로 인해 뼈가 부러지지 않는 이상 뼈의 고마움을 잘 느끼지 못한다.

하지만 나이가 들면서 뼈가 점차 약해지면 상황이 달라진다. 어렸을 때 뼈가 충분히 자라지 못한 사람이나 뼈 건강에 문제를 일으킬 수 있는 질병을 앓고 있는 사람(갑상선 기능항진증, 거식증, 당뇨 등), 폐경 후에 급속히 골밀도가 떨어진 사람들은 60대 이후부터 뼈가 잘 부러진다. 무서운 것은 이런 환자들의 경우 나이가 들수록 몸 이곳저곳의 뼈가 돌아가면서 부러진다는 것이다. 한 번 뼈가 부러진 경력이 있는 사람은 그렇지 않은 사람에 비해 약 다섯 배에서 열 배 가까이 뼈가 더 잘 부러지는 경향이 있다.

나이가 들어서 뼈가 부러지는 것은 젊었을 때 부러지는 경우와 크게 다르다. 일반적으로 엉덩이 뼈(고관절 주위) 골절 후 1년 이내 사망률은 평균 약 20퍼센트 정도지만, 80세 이후에 골절이 발생하는 경우에는 사망률이 40퍼센트 이상으로 치솟는다. 뿐만 아니라 생존하더라도 골절 환자의 절반은 걸음걸이가 나빠져서 보행기나 휠체어에 의지하면서 생활해야 하고, 4분의 1 정도만 골절 전 상태로 돌아갈 수 있다.

우리나라 사람들의 평균수명은 80세를 훌쩍 넘기고, 그야말로 '백세시대'를 앞두고 있다. 여기저기 부러지면서 골골 80세를 살 것인지, 죽기 전까지 자기 몸은 스스로 돌보고 활동하면서 살 것인지 생각해 보아야 할 때다. 아랫목에 기대앉아서 며느리가 차려주는 밥상을 받던 시대는 지났다. 이젠 죽는 날까지 스스로 식탁 앞으로 걸어갈 수 있는 뼈와 근력이 필요한 시대이다.

타고난 약골도
강골이 될 수 있다

 흔히 '타고난 강골'이라는 말을 한다: 얼마 전 강인한 체력과 남성적인 이미지의 배우 A씨가 방송에서 자신이 타고난 강골이라며 체력을 자신했다. 실제로 골밀도검사기기로 뼈의 양을 측정한 결과 골량이 일반인보다 훨씬 많아서 강골임을 입증했다.

베이징올림픽에서 금메달을 딴 역도선수 B씨의 경우도 골밀도가 매우 높아 수술 시 뼈에 나사 구멍이 뚫리지 않아서 의료진이 애를 많이 먹었다고 한다. 어릴 때부터 근육이 자라는 속도가 남달라 역도 선수로서는 하늘이 내린 몸을 가진 그였다. 하지만 성공 가도를 달리던 그 선수도 타고난 몸을 과신하고 작은 부상을 간과한 채 무리하게 운동을 하다가 결국 수술대에 올랐다.

수술 이후에도 자신의 타고난 몸을 믿었다. 체계적인 재활 없이도

놀라운 회복력을 보이며 석 달 만에 다시 운동을 시작해 메달 사냥에 성공한 것이다. 그는 당시를 타고난 몸이 부른 만용이었다고 회상했다. 결국 얼마 지나지 않아 심각한 부상으로 인해 운동을 그만둘 수도 있는 상황에 처했다.

두 번째 수술 이후 그의 태도는 달라졌다. 그동안 거들떠보지도 않던 지루한 재활훈련을 시작한 것이다. 이후에도 부상과 수술, 재활이 반복되었다. 하지만 포기하지 않고 충실히 재활훈련에 임한 그는 결국 부상의 늪에서 빠져나와 당당히 올림픽에서 금메달을 차지했다. 타고난 강골인 그가 겸손을 배우지 못했다면 세계 정상에 설 수 없었을지도 모른다.

이처럼 타고난 강골은 뼈와 근육에 손상을 입더라도 꾸준히 노력하면 다른 사람들에 비해 빠른 회복력을 보인다. 확실히 남들보다 유리한 면이 있지만 타고난 강골도 뼈 관리를 제대로 하지 못하면 역도 선수의 예처럼 위험한 상황에 처할 수 있다.

성인은 평균적으로 206개의 뼈를 가지고 있다. 뼈는 매우 단단하여 종종 철근 콘크리트 구조물과 비교되는데, 철근과 같이 구조물의 형태를 유지하는 콜라겐과, 시멘트와 같이 하중을 견디는 칼슘−인산염으로 구성되어 있다. 뼈의 구조를 살펴보면, 뼈는 겉을 감싸는 딱딱한 피질골과 그 안쪽으로 스펀지처럼 생긴 해면골로 이루어져 있으며 중심부는 골수로 차 있다.

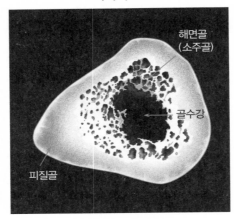

뼈의 구조

해면골
(소주골)

골수강

피질골

그러면 뼈가 우리 몸에서 어떤 기능과 역할을 하는지 살펴보자.

첫째, 뼈는 중요한 장기를 보호한다. 두개골은 연약한 뇌를 보호하고, 갈비뼈는 심장과 폐가 손상되지 않도록 보호하며 안전하게 그 기능을 유지하도록 한다. 그래서 뼈는 견고한 것이 우선이다. 206개로 구성된 모든 뼈를 합쳐도 그 무게는 몸무게의 18퍼센트를 넘지 않는다. 그럼에도 견고한 것은 뼈가 얇은 판을 겹겹이 댄 층판 구조로 되어 있는데다 중심부가 대나무처럼 속이 비어 있어, 무게는 가벼우면서도 강도는 철판처럼 강하기 때문이다.

둘째, 이처럼 단단한 뼈에는 약 400개의 골격근이 부착되어 있어서 자세를 유지하고 운동이나 작업을 할 때 근육이 힘을 쓸 수 있도록 단단한 지렛대 역할을 한다.

셋째, 뼈 안쪽으로 골수강(뼈 속에 붉은 핏덩어리가 존재하는 공간)이 발달해 있어서 인체에 필요한 여러 가지 세포가 분화하고 성장하도록 도와주는데, 대표적인 것이 적혈구와 백혈구이다.

넷째, 뼈는 무기질 창고이며 혈중 칼슘 농도가 떨어져서 경련을 일으킬 위험이 있을 때에는 뼈를 녹여서 혈중 칼슘 농도를 적정 수준으로 유지해준다.

이와 같이 다양한 기능을 가지고 있는 뼈는 하중과 충격으로 인하여 끊임없이 손상을 입고 금이 가는데, 이처럼 건강하지 못한 뼈는 파골세포(뼈를 녹이는 세포)가 그 주변의 뼈를 제거하고 그 자리에 조골세포(뼈를 만드는 세포)가 건강한 뼈를 새로 만든다. 그래서 우리 몸은 약 10년 주기로 새로운 뼈로 바뀐다고 한다.

그렇다면 뼈 관리는 언제부터 해야 할까? 보통 아이가 태어날 때 체구가 건장하고 울음소리가 크면 장군감이라며 산고로 지친 산모의 기를 올려준다. 뼈의 굵기와 강도는 유전적인 요소에 의해 크게 좌우되는데, 어머니가 골다공증을 앓았다면 그 딸도 골다공증에 걸릴 확률이 높다. 아이의 입장에서는 좋은 유전자를 가진 부모를 고를 수 없으니 어쩔 수 없이 '타고난 약골'이 존재할 수밖에 없다. 하지만 그렇다고 해서 실망할 필요는 없다. 다소 부족한 상태로 태어나거나 뼈가 잘 발달하지 않는 체질이라고 해도 성장 과정에서 뼈 발육에 도움이 되는 생활습관을 통해 평생 건강한 뼈를 유지할 수 있기 때문이다. '타고난 약골'도 충분히 건강백세를 누릴 수 있다.

텔레비전 광고에서 히포크라테스의 말을 인용하여 "음식으로 못 고치는 병은 약으로도 고칠 수 없다"고 한다. 그만큼 음식 섭취가 중요하다는 말이다. 뼈 성장에는 단백질이 필요하다. 뼈의 중요한 구성 성분인 콜라겐은 아미노산에서 만들어지기 때문에 단백질 섭취가 매우 중요하다. 또한 음식으로 섭취한 칼슘을 장에서 흡수하려면 비타민 D가 필수적인데, 우리나라 사람들은 대부분 비타민 D가 부족한 편이다. 이를 교정하기 위하여 비타민 D를 첨가한 비타민 D 강화 우유, 과자, 음료 등이 개발되어 판매되고 있으니 특히 성장기에 있는 아이들의 많은 섭취를 권장한다.

음식이나 약으로 비타민 D를 보충하는 것도 중요하지만 자외선 합성으로도 비타민 D를 만들어낼 수 있다. 약 30분 정도의 햇볕 노출만으로도 피부에서 비타민 D가 충분히 만들어진다. 어린이들의 경우 학교생활을 하는 동안 햇볕이 좋은 날은 점심 먹고 운동장에서 30~40분 정도 신 나게 뛰어놀면 충분한 양의 비타민 D를 얻을 수 있을 것이다.

강한 근육운동도 뼈의 성장 자극제가 된다. 몸무게가 많이 나가거나 근육운동을 많이 한 사람은 골량이 많을 수밖에 없다. 뼈도 근육처럼 쓰면 쓸수록 강하고 튼튼해진다. 반대로 사용하지 않으면 점점 약해진다.

아이들에게 어려서부터 수학, 영어, 피아노, 미술 등 학교 공부나 특기 생활을 위한 투자도 중요하지만 평생 건강의 밑거름인 뼈 건강을 위해 일주일에 한두 번이라도 방과 후에 근력운동으로 태권도나 달리기 등을 시킨다면 성장하면서 더욱 튼튼한 뼈를 가질 수 있을 것이다.

우리 몸에서 비타민 D가 생성되는 과정

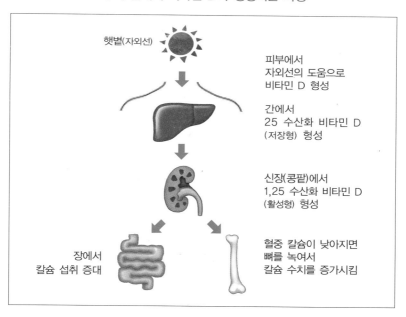

비타민 D는 햇볕 속 자외선의 도움을 받아서 피부에서 콜레스테롤로부터 합성된다. 이렇게 합성된 비타민 D는 혈류를 타고 간으로 가서 안정된 저장형 형태가 되며 우리 몸에 있는 지방 조직에 보관된다. 지방 조직에 저장된 비타민 D는 우리 몸의 요구에 따라서(저칼슘 혈증) 2차로 신장에서 활성화되어 호르몬과 같은 역할을 한다. 주요 작용은 장에서 칼슘이 우리 몸으로 잘 흡수되도록 돕는 단백질을 만드는 일이며, 또한 혈중 칼슘이 낮아지면 뼈를 녹여서 혈중 칼슘 수치를 증가시킨다.

S라인 몸매보다
S자 척추가 더 중요하다

 대학 동창인 50대 후반의 K씨

와 L씨는 젊은 시절 절친이자 라이벌 관계였다. 성적도 외모도 '도토리 키 재기'여서 늘 "네가 잘났네, 내가 잘났네" 하며 지냈다. 오랜만에 동창회에서 마주한 두 사람은 반가운 마음에 젊은 시절처럼 아웅다웅하며 이야기꽃을 피웠다. K씨가 L씨의 모습이 늙어 보인다며 놀려댔다. 키도 줄어든 것 같다면서 은근히 L씨의 심기를 건드렸다.

장난으로 시작된 자존심 대결은 2차로 옮긴 자리에서도 이어졌다. 두 사람은 급기야 다른 친구들에게 심판을 봐달라고 요청하며 어린아이들처럼 그 자리에서 일어나 등을 맞대고 키를 쟀다.

그런데 이게 웬일인가. 젊은 시절 거의 똑같았던 K씨와 L씨의 키가 달라진 것이다. K씨의 말대로 진짜 L씨의 키가 더 작았다. 어떻게 된

일일까? K씨의 키가 자란 것일까, 아니면 L씨의 키가 줄어든 것일까?

물론 L씨의 키가 줄어든 것이다. 나이가 들면 척추가 굽거나 휘어져 키가 점점 작아진다. 얼굴에 주름살이 늘어나는 것만큼이나 속상한 일이다. 키가 작아지면 비만의 정도를 나타내는 BMI도 증가한다. 몸무게가 같아도 키가 줄면 키 변화의 제곱에 반비례하여 비만도가 올라가기 때문이다. 건강관리에 신경을 많이 쓰는 사람은 이런 변화도 매우 예민하게 받아들인다.

일반적으로 나이가 들면 디스크가 퇴행하면서 척주(등뼈와 디스크가

나이가 들면서 점점 작아지는 키

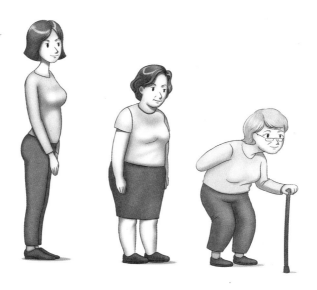

연결되어 이루는 기둥)의 높이가 감소하기 때문에 키가 줄어든다. 척추는 보통 긴 S자를 그리는데, 가운데 부분인 흉요추이행부(배꼽과 명치 사이 높이)는 몸을 앞으로 구부릴 때 부하가 많이 걸리는 곳이다.

특히나 나이가 들어서 골다공증이 발생한 환자가 몸을 앞으로 숙이고 무거운 물건을 들거나 엉덩방아를 찧을 때는 디스크 사이에 있는 척추뼈에 압박골절이 발생하고, 허리가 앞으로 꺾이면서 키가 더 작아진다.

또한 이곳이 시작점이 되어 인접 척추뼈도 같은 원리로 더 쉽게 부러지면서 여러 마디가 함께 주저앉게 되고, 등이 꼽추처럼 둥글게 앞으로 구부러지며 키는 더욱 작아진다. 등이 구부러지면 폐활량도 줄고 생기가 떨어지기 때문에 장기적으로 합병증이 많이 발생하고 사망률도 증가한다. 따라서 골다공증의 치료 목적은 예방과 동시에 첫 번째 척추 골절이 발생하지 않도록 좋은 생활습관을 익히는 것이다.

그러면 같은 연령대의 K씨는 왜 키가 줄어들지 않은 것일까? 꾸준한 운동과 적절한 칼슘, 비타민 D 섭취로 뼈를 잘 관리해왔기 때문이다. 그러니 젊은 시절부터 S라인 몸매 가꾸기에만 관심을 가질 것이 아니라 S자 척추 관리와 뼈 관리에도 관심을 갖도록 하자.

척추뼈 압박골절

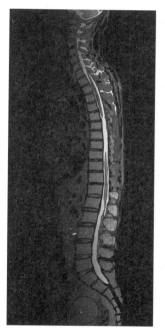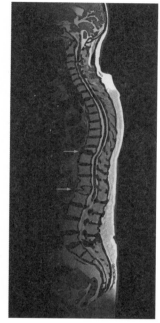

척주는 우리 몸이 쓰러지지 않도록 지지한다. 척추뼈를 가지런히 쌓아놓은 형태이며, 척추뼈 사이사이에는 디스크가 존재하여 충격을 완화하고 운동이 가능하게 도와준다. 정상인의 척주는 긴 S자 형태를 하고 있으나 골다공증으로 인하여 척추뼈 여러 마디에 압박골절이 발생(화살표 부위)하면 우측 사진과 같이 S자 형태가 무너진다.

흉년이 오기 전에
곡간을 채워라

같은 부모에게서 태어난 두 자매가 있다. 부모님이 일찍 돌아가신 후 서로를 챙기고 의지하며 살아온 두 사람은 어느덧 나이가 들면서 찜질방도 같이 다니고 건강검진도 같이 받으며 단짝 친구처럼 지낸다. 둘 다 마른 체형에 비슷한 체격을 가졌지만 언니는 나이가 무색할 정도로 활동적인 반면에 동생은 얼마 전 찜질방에서 넘어진 후 골다공증에 의한 골절 판정을 받고 치료 중이다.

언니인 A씨는 활동적인 편이어서 학창시절부터 밖에서 뛰어놀기를 좋아하고, 결혼 후에도 직장생활을 계속하며 주말이면 남편과 함께 등산이나 테니스 같은 다양한 취미 활동을 즐겼다. 동생인 B씨는 언니와 달리 조용한 편이어서 몸을 움직이는 야외 활동을 그다지 좋아하지 않았고, 결혼 후에는 전업주부로 살면서 운동과도 담을 쌓고 지내

왔다. 언니가 끊임없이 함께 등산을 다니자고 권해도 어쩌다 한 번 억지로 따라나설까 말까였다.

찜질방에서 넘어진 후 치료를 위해 나란히 병원을 찾은 두 사람은 검사 결과 세 살 많은 언니보다 동생의 뼈 나이가 10년이나 더 늙어 있는 것으로 나왔다. 젊었을 때부터 축적된 생활습관의 차이가 두 사람의 뼈 건강 상태를 갈라놓은 것이다.

우리 몸의 뼈는 어떤 모양일까? 우선 뼈의 구조를 살펴보자. 뼈의 바깥쪽 둘레에는 딱딱한 피질골이 존재하여 외부의 하중으로부터 뼈를 보호한다. 그 안쪽으로 해면골이 있으며 이곳에서는 골대사가 왕성하게 일어나는데, 특히 혈중 칼슘 농도가 떨어지면 신속하게 뼈를 녹여서 칼슘 농도를 유지해준다. 또한 해면골은 뼈 속에서 힘이 전달되는 방향으로 뼈의 기둥인 새로운 골주를 만든다. 해면골의 안쪽에 위치한 골수강은 골수로 채워져 있으며, 그곳에서 혈구 세포들을 만든다.(20쪽 그림 참조)

노화 과정에서 가장 두드러진 변화는 해면골에서 먼저 나타난다. 건강한 해면골은 판상의 구조물이 겹겹이 포개져 있으며, 무게를 줄이기 위해 중앙에 구멍이 뚫려 있다. 노화가 진행되면 우선 판상의 구조물이 막대 모양으로 변하며 점차로 수평 막대가 사라지면서 뼈 속에 큰 구멍이 많이 생기는데, 이 모양새를 근거로 골다공증으로 부르게 된 것이다.

아래 그림은 골다공증이 진행되는 정도에 따라서 뼛속에 구멍이 많아지는 것을 보여주고 있다. 반면에 바깥쪽에 위치한 피질골은 점점 외경이 커지지만 두께가 얇아지고 피질골 안쪽으로 구멍이 많이 생겨서 마치 해면골과 같은 모양새로 변한다. 흔히 사골을 푹 고았을 때 사골의 횡단면을 보면 구멍이 많이 뚫려 있는 것을 볼 수 있는데, 사람의 뼈도 그와 비슷한 구조로 되어 있다고 생각하면 이해가 쉽다.

골다공증이란 쉽게 말해 뼈가 약해져서 환자 자신의 체중이나 낙상과 같은 사소한 외상을 견디지 못하고 뼈가 부러지는 상황을 말한다. 세계보건기구(WHO)에서는 환자의 골밀도가 같은 인종, 같은 성별의

해면골이 소실되어가는 과정

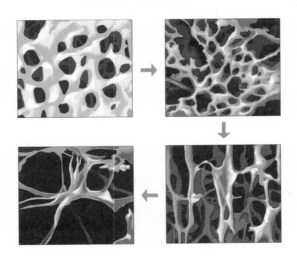

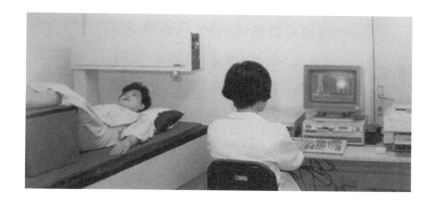

젊은 연령층의 골밀도 평균에 비하여 2.5 표준편차 이상 감소하는 경우를 골다공증으로 규정하였는데, 이를 T-값으로 표시한다. 위 사진은 척추 골밀도를 이중에너지 방사선 흡수법(DXA)으로 측정하는 모습이다.

예를 들어서 다음 도표처럼 84세 된 할머니의 척추 골밀도를 측정한 결과 T-값이 −4.3이라고 하면, 이 환자의 척추 골밀도는 소속 집단의 젊은 사람 골밀도 평균보다 표준편차 4.3배 정도 낮아서 심한 골다공증이 있다는 것을 의미한다. 일반적으로 척추 골밀도는 허리뼈인 요추 제1~제4번까지의 골밀도 평균을 대푯값으로 사용한다. 또한 T-값이 −1에서 −2.5 미만인 경우에는 골감소증이라고 부르며, 환자의 상태에 따라 전문 치료를 시작하거나 지속적인 관심이 요구되는 단계이다.

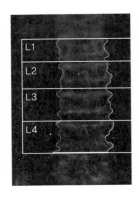
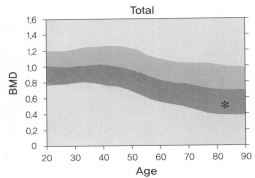

Region	Area[㎠]	BMC[(g)]	BMD[g/㎠]	T-Score
L1	9.78	4.72	0.484	−3.7
L2	12.56	5.65	0.450	−4.6
L3	14.69	7.54	0.513	−4.5
L4	15.65	9.02	0.576	−4.4
Total	52.67	26.94	0.511	−4.3

　우리 몸에 있는 뼈는 재형성이란 과정을 통해서 항상 변화하고 있다. 재형성은 오래되어서 손상된 뼈를 파골세포가 제거하고(골흡수) 그 빈자리를 조골세포가 새로운 뼈로 대치(골형성)하는 것을 말한다. 젊었을 때에는 흡수된 양만큼 골형성이 이루어져서 일정량의 뼈를 유지한다. 골흡수는 짧게 3~4주 안에 이뤄지는 반면에 골형성은 3~4개

월 동안 서서히 이루어진다. 쉽게 말해 헌 집을 부수는 작업보다 새로 집을 짓는 데 시간이 더 많이 걸리는 것과 같은 이치다.

골다공증이 주로 중년 이상의 여성에게 생기는 이유는 폐경기 후에 에스트로겐이 감소하면서 파골세포가 활성화되어 동시 다발적으로 골흡수가 일어나는데, 골형성이 시기적으로 이를 따라잡지 못하여 결과적으로 뼈의 양이 급속히 줄어들기 때문이다. 이런 급속한 골흡수 현상은 보통 폐경 후 3~5년 동안 지속된다.

만약 유전적으로 골량이 많은 체형으로 태어났거나, 젊었을 때부터 골량이 증가하도록 관심을 갖고 식이와 운동을 했다면 다소 뼈를 잃어버리더라도 심각한 골다공증으로 진행되지 않을 수 있다. 하지만 여러 가지 이유로 인해 젊었을 때부터 골량이 충분하지 않은 경우라면 폐경기 이후에 심각한 골다공증이 나타나면서 '폐경후 골다공증'이 유발될 수 있다. 즉 곡간에 곡식이 많은 집안은 기근이 와도 잘 견디지만, 곡간에 곡식이 넉넉하지 않은 집안은 흉년이 오면 당장 어려움을 겪는 것과 같은 이치다.

위의 사례를 다음 그림을 통해 살펴보자. 척추 골밀도 검사상 골밀도 곡선에서 검은색 삼각형으로 표시된 A씨의 경우처럼 젊었을 때부터 뼈 관리를 잘하여 골량이 많으면 폐경기 후에 뼈가 감소해도 어느 정도 여유가 있으나, 골밀도 곡선에서 흰색 원으로 표시된 B씨의 경우처럼 젊었을 때부터 골량이 부족하면 폐경 후에 뼈가 조금만 감소

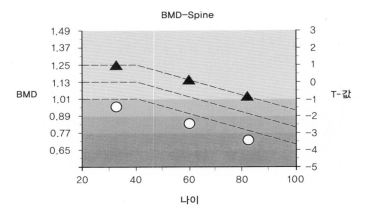

나이에 따른 골량 감소

BMD-Spine

젊었을 때 골량이 많았던 사람은 나이가 들어도 위험 영역(붉은 색 영역)으로 빠지지 않지만 젊었을 때 골량이 적은 사람은 폐경 후에 곧 위험 지역으로 들어선다.

해도 골다공증이 발생하여 골절 등의 합병증으로 고생하게 된다. 붉은 영역 쪽으로 내려갈수록 골다공증에 의한 골절 위험이 증가한다.

나이가 들면 콜라겐에 변화가 생기면서 얼굴에 주름이 지고 피부가 처지기 때문에 노화를 눈으로 볼 수 있고 나이 드는 것을 확연히 느낄 수 있다. 이런 이유로 많은 여성들이 피부의 노화를 늦추고자 얼굴 손질에 많은 시간과 돈을 투자한다. 피부와 마찬가지로 뼈의 콜라겐 역시 생성된 지 오래된 것은 외력에 저항하는 능력이 점차 떨어지는데, 몸속에 있어서 보이지 않기 때문에 시간이 흘러 심하게 변화가 와서 골절이 발생하기 전까지는 그 변화를 감지하지 못하는 경우가 많다. 더구나 뼈 노화가 눈에 보이지 않으니 이를 방지하는 데 시간과 노력을 많이 투자하지 않는다.

폐경기 후에 우울, 안면 홍조, 질 건조 등 심한 폐경기 증상이 나타나는 경우에는 골다공증 예방을 위해 여성호르몬 치료를 할 수 있으며 효과도 좋다. 하지만 장기간의 여성호르몬 치료는 유방암 등의 부작용이 발생할 수 있다는 보고가 있다. 따라서 골다공증 예방 목적으로 장기간 여성호르몬을 투여하는 방식은 일부 의사를 제외하고는 잘 추천하지 않는다.

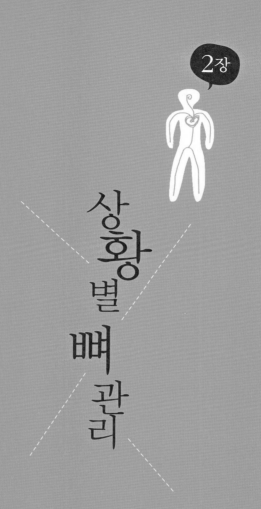

2장

상황별 뼈 관리

겨울은
골절의 계절이다

겨울철은 햇볕이 약하고 옷을 많이 입어서 피부의 노출이 적어지는 계절이라 자외선을 받아 피부에서 형성되는 비타민 D가 부족한 시기이다. 또한 옷을 많이 껴입기 때문에 움직임이 둔하고 바닥이 얼거나 눈이 오면 빙판길에 넘어질 수 있다. 따라서 이런 날 노인들은 외출을 삼가는 것이 바람직하다. 추운 날씨에 근육이 경직되고 관절도 뻣뻣하여 살짝 넘어지는 작은 충격에도 골량이 적은(골밀도가 낮은) 골다공증 환자들은 쉽게 뼈가 부러질 수 있기 때문이다.

겨울에는 도로가 미끄러워서 낙상 사고가 많으며, 특히 눈이 와서 길이 얼어붙는 경우에는 하루 종일 응급실이 골절 환자로 붐빈다. 낙상 사고는 상대적으로 골밀도가 낮고, 평형감각과 근력이 떨어지는 노년층에서 많이 발생한다.

낙상 사고를 당했더라도 근력이 좋고 뼈가 튼튼하여 충격을 잘 흡수 할 수 있다면 골절은 잘 발생하지 않는다. 근력이 좋으면 넘어지는 속도를 줄이고 팔로 바닥을 짚으면서 상당 부분 충격을 완화시킬 수 있기 때문이다. 따라서 미리 뼈 건강을 점검하고, 평소 관절의 유연성과 근력을 강화하는 운동을 규칙적으로 실시하며, 칼슘 흡수를 방해하는 카페인의 지나친 섭취나 담배는 멀리하는 것이 좋다.

길이 꽁꽁 얼어붙은 영하의 날씨에 부득이 외출을 해야 한다면 신발에 특히 유의해야 한다. 미끄럽지 않은 신발을 착용하고, 바지나 주머니에 손을 넣지 말고 장갑을 껴서 혹시 넘어지더라도 손으로 몸을 어느 정도 보호할 수 있어야 한다. 되도록이면 햇볕이 잘 드는 양지쪽으로 다니는 것이 바람직하며, 만약 낙상 사고를 당했다면 급하게 일어서려고 하지 말고 주변에 도움을 요청하는 것이 좋다. 낙상 사고로 가장 많이 다치는 곳은 엉덩이, 손목, 발목 그리고 척추다. 빙판에서 넘어지면서 엉덩방아를 찧는 경우가 많기 때문이다.

낙상 사고를 당한 후에도 단지 엉덩방아를 찧었을 뿐이라고 대수롭지 않게 넘기는 경우가 많은데, 이런 안이한 태도가 좋지 않은 결과를 가져올 수 있다. 때로는 척추압박골절이 발생한 것을 간과하여 나중에 심한 변형과 통증으로 고생하기도 한다.

낙상으로 인한 척추압박골절은 다른 부위의 골절과는 달

리 뼈가 찌그러진 것처럼 납작해지기 때문에 발생 직후에는 방사선 사진으로 잘 진단되지 않을 수 있다. 낙상에 의한 척추 압박골절은 급성 통증을 동반하며, 시간이 지나면서 호전되지만 골절로 인한 척추체의 붕괴가 심해지면 훗날 허리 통증이 시작된다. 특히 심한 압박골절이 발생하면 일어나거나 누울 때, 누워서 좌우로 방향을 돌릴 때 극심한 통증이 온다.

따라서 이러한 증상이 있다면 척추압박골절을 의심해봐야 한다. 방치할 경우 허리가 앞으로 굽는 기형적인 변화가 일어나거나 통증이 갈비뼈나 복부로 확대될 가능성이 있으므로 즉시 병원을 찾아 전문적인 검사를 받는 것이 좋다.

골밀도가 낮은 노년층이나 어린아이는 물론 신체 건장한 젊은이들에게도 겨울은 골절의 위험이 높은 계절이다. 겨울 운동 시 스키, 등산, 골프 등 무리한 운동으로 인한 근육 파열, 골절 등이 많이 일어나기 때문이다. 어느 계절이든 무리한 운동은 삼가야 하지만 겨울철 야외 운동의 경우 특히나 주의를 요한다. 각각의 운동에 따라서 주의사항이 다르겠지만 운동 전에 충분한 스트레칭을 하고, 자신의 몸 상태에 맞는 운동 강도를 준수하는 것이 무엇보다도 중요하다.

겨울철에 많이 즐기는 스키나 스노보드는 발이 고정되어 있고, 비틀고 점프하는 동작이 많아 무릎 부상이 자주 발생한다. 스키의 경우 넘어질 때 바인더가 풀리지 않으면 다리(경골 혹은 대퇴골) 회전에 의한 나선형 골절이 잘 생기며, 보드 역시 넘어질 때 팔꿈치를 바닥에 찍어서 팔꿈치 주변으로 심한 분쇄골절(조각이 많은 복합 골절)이 잘 발생한다.

　아래 사진은 스키장에서 넘어질 때 바인더가 제대로 풀리지 않아서 경골(정강이 뼈)이 부러진 7세 남아의 다리 방사선 사진으로, 경골에 나선형의 골절이 발생한 것을 확인할 수 있다. 석고 고정으로 치료하였으며 부상 7개월째인 우측 사진에서 잘 치유되어 원래의 모습으로 회복된 것을 볼 수 있다.

　이와 같이 뼈는 손상 후에 상처(흉터)가 아닌 원래의 조직(뼈)으로 회복, 회생할 수 있는 기관이다. 특히 어린아이들은 골절부가 다소 휘어져 있어도 재형성이라는 특이한 과정을 통해서 모양새도 원래대로 회복된다.

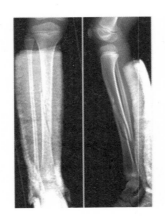 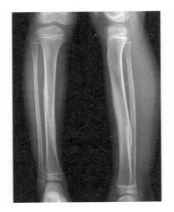

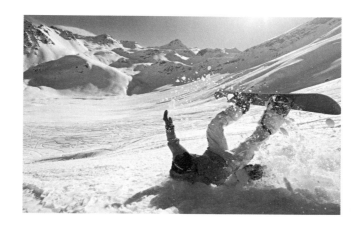

스노보드는 스키보다 더 큰 부상을 당할 위험이 높다. 팔과 다리 부상뿐 아니라 척추 부상을 당하는 경우도 많다. 스노보드는 스키에 비해 수직 방향으로 넘어지기 쉬워 척추나 골반 등의 부상이 잦기 때문이다. 특히 자신의 스노보드 실력과 상관없이 무리하게 고공 점프를 시도하다가 다치는 경우가 많다. 이런 경우 뼈에 금이 가거나 부러지는 단순 골절상에 그치지 않고, 심할 경우 신경 손상까지 이어져 하반신 마비 등의 심각한 결과를 가져올 수 있으니 주의해야 한다.

스케이트를 탈 때에는 중심을 잡지 못하고 넘어질 때 몸을 보호하려고 순간적으로 빙판에 손을 짚어 손목 부상이 일어나는 경우가 많다. 손목 부상이 부러진 정도는 아니고 삔 정도라고 생각되면 냉찜질로 붓기를 가라앉히고 3~4일 후에는 온찜질을 해준다. 그래도 가라앉지 않는다면 병원을 찾는 것이 좋다. 손목에 골절이 발생하면 포크 모양으로 손목이 변하고 덜렁거리며, 만질 때마다 극심한 통증이 있다. 이런 경우에는 주변에서 딱딱하고 긴 물건을 찾아서 손목을 고정하고 즉시 응급실을 방문해야 한다.

다른 겨울 스포츠보다 비교적 덜 위험하긴 하지만 눈썰매 역시 사고 위험이 있다. 눈썰매는 평균 시속이 20~30킬로미터 정도인데, 충돌로 인해 어깨 탈구가 발생할 수 있다. 무리하게 어깨를 맞추려다가 잘못하면 인대나 신경이 손상될 수도 있으므로 반드시 전문의에게 교정을 받아야 한다.

겨울 등산을 할 때에는 아이젠이나 스패츠 등 겨울 장비를 잘 갖추고 좋은 리더를 따라서 산행해야 한다. 필드에 나가서 골프를 칠 경우에도 그늘은 미끄럽기 때문에 경사지에 공이 떨어지면 평평한 곳으로 내려와서 플레이를 하는 것이 바람직하다.

이른 봄철에는 날이 좋아지면서 산을 찾는 등산객이 많아지는데, 그늘에는 여전히 눈이 남아 있거나 눈 녹은 물 때문에 미끄러운 곳이 많으니 주의해야 한다. 겨울 산행은 스스로 조심하는 경향이 있지만, 오히려 날씨와 긴장이 풀리는 봄철에 등산 사고로 발목을 다쳐서 수술을 받는 환자들이 늘어나기도 한다. 해빙기의 산이 더 미끄럽고 위험하므로 주의가 필요하다.

엄마의 뼈 건강이
아이에게 이어진다

20대 중반의 여성 K씨는 임신 11주차부터 요통이 시작되었다. 임신 중기는 되어야 배가 불러오고 허리에 부담이 가서 요통이 생기는 것이라고 생각한 K씨는 걱정이 쌓여갔다. 결혼 전에 무거운 짐을 들다가 허리를 다친 적이 있는데, 해당 부위에 극심한 통증을 느낀 것이다. 임신 중이라 엑스레이를 찍을 수도 없는데 통증이 점차 심해지자 혹시나 하는 불안한 마음에 병원을 찾았다.

K씨의 경우처럼 의외로 임신 초기부터 요통으로 고생하는 임신부들이 많은데, 이는 호르몬의 변화 때문이다. 임신 중에는 에스트로겐, 프로게스테론 등 다양한 호르몬이 분비되어 자궁이 무리 없이 늘어나도록 근육과 인대를 이완시키는 역할을 한다. 호르몬의 영향으로 근육과 인대가 늘어나면서 척추와 골반의 부담이 커져서 요통이 생기는

것이다.

임신을 하면 신체 변화와 함께 통증이 찾아오기도 한다. 임신 초기에 찾아오는 요통, 임신 중기에 생길 수 있는 척추전만증, 임신 후기에 조심해야 할 척추과전만 등에 대해 살펴보자.

요통은 임산부에게 있어 가장 빈번히 발생하는 신체적 불편감 중 하나다. 발생 빈도는 24~90퍼센트 정도이며, 3분의 1은 증상이 매우 심각하여 일상적인 활동에 지장을 받고 있다.

먼저 요통, 골반통은 골반의 구조적인 문제, 산부인과 질환, 외상, 호르몬, 대사 질환, 퇴행성 질환 등 다양한 원인으로 인해 발생할 수 있다. 요통이나 골반통이 생기는 원인은 임신 중 열 배 정도로 분비가 증가하는 릴렉신Relaxin이라는 호르몬이 인대조직을 이완시키는 역할을 하는데, 이로 인해 천장관절(골반골 후방부)의 인대가 이완되어서 골반부의 불안정성과 기능부전을 가져오기 때문이다. 또한 혈관의 변화, 태아의 성장에 따른 자세 변화, 복부 팽만, 체중의 증가, 복부 근육의 늘어짐 현상이나 등 근육의 단축으로 인한 지지 구조의 약화 등이 원인으로 추정된다.

임신 중 요통은 임신 12주경부터 시작하여 24주까지 발생 빈도가 증가한다. 요통이 임신 기간과 비례하여 증가하는 것은 임신 개월 수가 늘어날수록 자궁의 무게와 복부 둘레가 커지고 요추 만곡 정도가 심해져서 임신 말기로 갈수록 몸을 뒤로 젖히는 자세를 취하기 때문이다.

임신 중기와 후기에는 태아가 자라면서 체중이 급격히 늘어나 배가 나오고 가슴이 커진다. 특히 몸의 중심이 앞으로 이동하면서 균형을 잡으려고 무의식적으로 몸을 뒤로 젖히면서 허리에 무리가 간다. 임신 전과 달라진 체형과 자세 때문에 자신도 모르게 등과 허리의 근육을 과도하게 사용하면서 무리가 와 요통이 심해지는 것이다.

과도한 요추만곡으로 나타날 수 있는 통증을 예방하려면 중립적인 자세를 유지하고, 개월 수에 맞는 적절한 체중을 유지할 수 있도록 주의해야 한다. 비교적 안전한 임신 4개월 이후부터는 따뜻한 찜질로 허리 근육을 튼튼히 하고 혈액순환을 원활하게 하는 것도 통증 완화에 좋다. 임신부용 복대를 착용하거나 잠잘 때 다리에 베개 등을 받쳐두어 높게 하는 것도 도움이 된다.

수영이나 아쿠아로빅처럼 허리에 부담이 가지 않는 운동을 적절히 하는 것도 근육을 단련시키고 혈액순환을 도와 요통 예방에 효과적이다. 무엇보다 바른 자세로 걷는 것이 중요하다. 되도록이면 허리를 의식하고 배와 등 근육을 쭉 펴는 느낌으로 걸으면 요통을 예방할 수 있다.

서 있을 때 복부 근육과 둔부 근육을 바른 자세로 유지할 수 있는 교육프로그램이나 통증발생 시 통증 정도를 분산시킬 수 있는 프로그램에 참여하는 것도 도움이 된다.

최근 연구에 따르면 골반 통증은 출산 후에도 나타난다. 골반 통증은 산모의 반수 이상이 겪는 질환이고, 출산 3개월 이내에 가장 많이 나타나고 있으며 임신 중에 골반 통증을 가지고 있던 산모와 제왕절개를 한 산모, 그리고 앉은 자세로 모유 수유를 하는 산모에게 발병 위험이 더 높은 것으로 보고되고 있다.

대다수의 임산부들이 받고 있는 요가나 골근 테라피가 임산부의 골반 및 허리 교정에 얼마나 효과적인지를 밝힌 연구는 없다. 다만 임신 중, 그리고 산후 운동이 임산부의 체중 관리와 체력 및 심폐 기능의 향상 등 신체 건강 증진 효과와 스트레스 감소, 불안이나 우울한 감정이 조절되는 등의 정신적 건강 증진의 효과, 출산 시 통증 강도를 감소시키고 통증 시간을 단축시키며, 신생아의 건강 상태에 효과적이라는 보고는 있다.

분명 임산부의 부드러운 스트레칭과 체조는 골반 근육의 유연성과 강도를 증가시켜 전신의 혈액순환을 유도하고 에너지 대사율을 높여서 임신 중 체중 증가를 정상 범위로 유지하는 데 도움이 된다. 또한 골반 근육의 탄력성과 회음부 주변의 근육 강화를 유도하여 골반 수축력을 증가시키는 데 도움이 된다.

하지만 출산 후 골반이 자리 잡기도 전에 골반 교정기 등으로 관절에 지나친 자극을 주는 것은 좋지 않으며, 무작정 운동을 하게 되면 통증을 증가시키는 경우도 있기 때문에 전문가의 상담을 통해 치료 시기와 방법을 선택하는 것이 중요하다.

임신 중에는 태아의 뼈 성장을 위하여 모체에서 칼슘을 빼앗아가기 때문에 산모는 칼슘과 비타민 D를 잘 보충하여 임신 기간과 수유기간 동안 자신의 뼈 관리에도 신경을 많이 써야 한다.

비타민 D가 부족한 산모가 장기간 수유를 지속하면 아이의 성장에 장애가 올 수 있으며, 특히 겨울철에 수유를 지속하는 경우에는 아이에게 비타민 D가 부족하게 되어 구루병이 발생할 수 있으므로 겨울철에는 산모에게 비타민 D의 투여를 적극 권장해야 한다.

성장기의 뼈 건강이
평생을 좌우한다

 뼈가 약해져 골절이 쉽게 발생하는 골다공증은 어른이 되어서 발병하지만, 성장기부터 뼈를 튼튼하게 관리해야만 나이가 들어서 발생하는 골다공증을 예방할 수 있다. 뼈는 충분한 영양 공급과 성장하면서 겪는 뼈의 자극을 통해 점점 튼튼해진다.

평균적으로 골량은 30대에 최고치에 다다랐다가 40대부터 다시 감소하기 때문에 성장기에 뼈를 얼마나 튼튼하게 키우는지가 중요하다. 영양 섭취가 부족하거나 운동 부족 등으로 인해 골량이 충분히 올라가지 않으면 나이가 들어서 골다공증에 걸릴 확률이 높아지므로 어렸을 때 뼈를 튼튼하게 만들어놓아야 한다.

뼈를 튼튼하게 만들려면 칼슘, 인, 무기질, 단백질 등 모든 영양소를 편식하지 않고 고르게 섭취해야 한다. 요즘은 어린아이들도 다이어트를 한다고 음식을 제한하는 경우가 많은데, 이는 성장기 아이들에게 치명적인 영향을 줄 수 있다. 영양 결핍으로 인해 뼈 성장과 뼈 건강을 방해하기 때문이다.

성장기 뼈 건강에 있어서 영양 공급 못지않게 중요한 것이 꾸준한 운동이며, 운동을 통해 뼈에 적절한 자극을 주는 것이 좋다. 운동을 하지 않아서 뼈에 자극이 가지 않으면 골 형성이 감소하고 (자극을 받을 때와 비교하여) 뼈가 굵어지지 않으며 이것은 훗날 치명적인 약점이 될 수 있다. 뼈를 구부려서 부러뜨리는 외력에 버티는 저항력은 뼈 반지름의 4승에 비례하기 때문에 가는 뼈가 버티는 힘은 매우 약하다.

따라서 아동기에 충분한 골량을 형성할 수 있도록 영양과 운동으로 뼈 성장을 도와야 한다. 부모라면 이런 사실을 충분히 인지하고 어렸을 때부터 아이들의 뼈 관리에 관심을 두어야 할 것이다.

아이들이 야외에서 친구들과 뛰어놀지 못하고 책상 앞에만 앉아 있다 보면 비타민 D 결핍증에 걸릴 확률이 높다. 비타민 D는 체내에서 만들어지지 않고 햇볕을 쬐어야 생성되기 때문이다. 요즘 아이들은 운동량이 부족하고 햇볕에 노출되는 시간이 적어 운동으로 자극을 통해 뼈를 튼튼하게 만들고 햇볕을 쬐어 비타민 D를 합성해주는 것이 좋다.

비타민 D 결핍증은 뼈의 석회화에 지장을 초래하여 성장 장애와 뼈의 변형을 일으키는 구루병을 유발하기 때문에 비타민 D가 결핍되지 않도록 세심한 관리가 필요하다. 다만 지나친 운동은 관절과 성장판에 오히려 무리를 줄 수 있으니 주의해야 한다.

아이들의 경우 학교 급식으로 비타민 D 강화 우유를 마시게 하거나 간식으로 치즈 등을 먹이면서 칼슘 부족 현상은 줄어들었다. 전체적인 영양 개선 효과도 보탬이 되어 대체로 아이들이 부모보다 키가 큰 경우가 많다. 그럼에도 과거에 비해 상대적으로 뼈의 굵기가 작아지고 질도 불량하여 부러지거나 치아가 썩는 아이들이 많은 것은 늘어난 칼슘 섭취량보다 아이들의 공부 양이 더 늘어나 밖에서 햇볕을 받으며 마음껏 뛰어놀 수 없게 된 데에서 원인을 찾을 수 있다.

또한 텔레비전, 컴퓨터 게임, 스마트폰 등에 빠져 지내는 시간이 많다 보니 운동 부족으로 뼈가 단련되지 못하고, 인스턴트식품이나 과자, 패스트푸드 등을 지나치게 많이 섭취하여 뼈 건강을 방해한다. 가공식품에는 칼슘 흡수를 방해하는 인산이 함유되어 있어 뼈를 약하게 만드는 원인이 되기도 한다.

무엇보다 성장기 아이들의 뼈 건강과 관련해서 부모들이 관심을 가지는 것은 어떻게 하면 우리 아이 키가 더 자랄까 하는 부분일 것이다. 다들 알다시피 키의 핵심은 성장판에 있다. 성장판은 연골(물렁뼈)로 되어 있고 뼈가 자라는 장소다. 성장판에 있는 물렁뼈에서 활발한 세포분열이 일어나고 충분한 영양 공급을 받아 연골이 증식하고 이것이 석회화되는 과정을 거쳐 딱딱한 뼈가 된다.

연골이 딱딱한 뼈로 바뀌는 만큼 뼈가 길어지고 그만큼 키도 크기 때문에 성장판은 키 성장에 매우 중요하다. 성장판은 손가락, 손목, 고관절, 무릎, 발목, 발가락 등 우리 몸의 뼈 중 관절과 직접 연결되어 있는 긴뼈들의 양 끝에 위치해 있다. 특히 키가 크는 데에는 다리 뼈가 길어지는 것이 중요하기 때문에 무릎, 고관절, 발목 부위 성장판의 역할이 크다.

성장판은 적절한 영양 공급과 운동을 통해서 자극을 받으며, 과도한 운동은 성장판에 압박을 가하기 때문에 오히려 부정적인 결과를 가져올 수 있다. 적절한 환경은 영양분을 골고루 섭취하고, 햇볕 좋은 한낮에 30~40분 정도 산책을 하거나, 스트레칭, 줄넘기, 농구, 달리기 등으로 성장판을 자극하는 것이다.

바른 자세 역시 성장기 아이들의 뼈 건강에 중요한 요소다. 책상 앞에 앉아 있는 시간이 많은 청소년기의 아이들 중에 잘못된 습관이나 자세를 가진 경우가 상당히 많은데, 바른 자세를 유지하는 것은 아이들 성장은 물론 뼈 건강에도 영향을 미친다. 책상에 앉아 있는 자세가 좋지 않으면 척추에 변형을 일으켜 키가 자라는 데 방해 요소가 된다. 또한 너무 오래 서 있거나 지나치게 많이 걷는 것도 좋지 않다.

스마트폰이나 컴퓨터를 장시간 사용하다 보면 고개를 오랫동안 숙이고 있거나 흐트러진 자세를 유지하게 되는데, 이런 경우 척추측만증이 올 수 있다. 척추측만증은 정면에서 보았을 때 척추가 옆으로 휜 것을 말한다. 측만의 정도가 심하면 육안으로 쉽게 확인할 수 있지만

전방 굴곡 검사

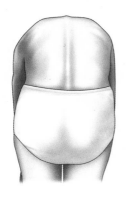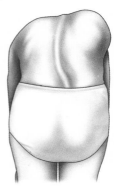

척추측만증이 의심되는 환자의 뒤에 서서 상체를 앞으로 굽히게
한 다음 양쪽 어깨의 높이를 비교하는 방법

측만의 정도가 미미하여 잘 나타나지 않는 경우 환자의 상체를 전방
으로 숙이게 하면 흉곽이 비대칭이고 볼록한 부분이 등 쪽으로 밀려
나오는 것을 확인할 수 있다.

아이의 척추측만증은 선천적인 원인과 후천적인 원인이 있다. 후천
적 척추측만증은 어긋난 자세를 반복할 때, 한쪽으로 가방을 메고 다
닐 때, 무거운 것을 드는 것 등이 원인이다. 무거운 것을 들 때에는 초
등학생은 3~4킬로그램, 중학생은 5킬로그램, 고등학생은 6킬로그램
정도가 적당하다. 또 가방을 멜 때는 한쪽으로만 계속 메지 말고 양
쪽을 번갈아가며 균형 있게 메는 것이 좋다.

또 책상에 장시간 앉아 있을 때면 고개를 숙이거나 한쪽으로 치우치거나 편안한 자세를 취하게 되는데, 이때 척추와 목, 등, 허리뼈가 균형을 이루지 못해 척추측만증이 발생할 수 있다. 장시간 같은 자세를 취해야 할 경우에는 중간중간 스트레칭으로 몸을 풀어주어야 한다.

스마트폰이
뼈와 근육을 망친다

 고등학교 2학년인 L군은 방학이 시작
되고 나서부터 밤낮없이 스마트폰만 들여다봤다. 부모님의 성화에 못
이겨 책상 앞에 앉아 공부를 하는가 싶다가도 틈만 나면 게임, 동영
상, 친구들과의 문자 등을 하느라 늦은 새벽까지 스마트폰을 붙들고
있기 일쑤였다. 좋지 않은 자세로 장시간 앉아 있다 보니 목과 어깨,
허리가 뻐근하고 머리까지 아파왔다. 뒤늦게 스트레칭을 해봤지만 통
증은 줄어들지 않았다.

어디를 가든지 스마트폰을 들여다보느라 고개를 숙이고 있는 이들
의 모습을 흔하게 볼 수 있다. 버스나 지하철, 대기실이나 승강장, 신
호등 앞에서 보행신호 대기 중일 때는 물론 보행 중에도 스마트폰을
들여다보느라 전방을 제대로 못 보는 경우가 많이 있다. 얼마 전 텔

레비전 뉴스에서 보도되었듯이 스마트폰 사용자가 늘어나면서 이에 따른 부작용을 경험하는 이들도 점차 늘고 있다. 특히 장시간 사용으로 인해 뼈와 근육이 손상되는 경우도 점차 많아지고 있다.

스마트폰을 보면 자연스럽게 고개를 숙이게 된다. 이때 목뼈가 받는 하중은 15도에서 13킬로그램, 30도에서 20킬로그램, 쭈그리고 앉아서 문자를 보낼 때의 45도는 하중이 23킬로그램에 달한다고 한다. 즉 스마트폰을 사용하면서 30도 이상 고개를 숙이면 20킬로그램짜리 쌀 한 포대를 머리에 이고 있는 것과 마찬가지의 하중을 받는 것이다.

스마트폰 사용이 늘면서 실제로 척추나 관절의 통증을 호소하며 병원을 찾는 환자 수가 늘고 있다. 그동안 척추 질환은 노화에 따른 퇴행성 질환에 속했으나 스마트폰이나 컴퓨터를 장시간 사용하면서 잘못된 자세로 인해 젊은 층의 발병이 급증하고 있는 것이다.

스마트폰을 장시간 사용하다 보면 목과 어깨 근육에 피로가 쌓여 만성 통증에 시달릴 수 있으며, 심한 경우 척추측만증, 거북목증후군, 손목터널증후군 등 다양한 척추, 관절 질환을 불러올 수 있다.

앞에서도 말했듯이 등을 구부린 채로 스마트폰을 장시간 사용하면 척추측만증에 걸릴 위험이 있다. 척추측만증은 척추가 곧게 뻗지 않고 C자 또는 S자 형태로 휘어진 상태를 말한다. 척추측만증은 특히 청소년기에 많이 발생하므로 주의가 필요하다. 청소년기의 성장을 방해하고 나이가 들면서 디스크, 척추 질환, 관절통 등의 발병 확률이 높아진다.

거북목증후군은 평소 C자 형태의 목뼈가 일자형으로 변형을 일으켜 거북이처럼 목이 앞으로 빠져 있는 상태를 말한다. 보통 고개가 1센티미터 앞으로 나오면 목뼈는 2~3킬로그램의 하중을 받는데, 거북목증후군의 경우에는 최대 15킬로그램까지 목뼈에 하중이 증가해 통증이 점차 심해진다. 이를 치료하지 않고 방치하면 목디스크를 유발할 수도 있다.

손목을 구부린 상태로 장시간 스마트폰을 사용하거나 반복적으로 화면을 터치하면서 손가락, 손목을 과도하게 사용할 경우 손목터널증후군이 발생할 수도 있다. 증상이 심해지면 통증이 팔 전체로 퍼져 물건을 잡지 못할 정도가 되기도 한다. 스마트폰 사용으로 인한 각종 질환을 예방하려면 스마트폰 사용 시간을 줄이고, 스트레칭으로 긴장된 근육들을 풀어주는 것이 좋다.

최근 스마트폰 사용 연령이 점차 낮아지고 있는 현상도 문제로 지적되고 있다. 육아정책연구소의 조사 결과에 따르면 만 3~5세 어린이 열 명 중 네 명이 일주일에 3회 이상 스마트폰을 사용하는 것으로 나타났다. 실제로 식당 등에서 부모가 아이들을 조용히 시키려고 스마트폰으로 동영상을 보여주는 경우를 종종 볼 수 있는데, 이는 상당히 주의해야 할 행동이다.

영유아기에 스마트 기기 사용 시간이 많으면 뇌 발달은 물론 신체 성장에도 악영향을 끼칠 수 있다. 영유아는 성인보다 척추와 관절이 부드러워 척추가 휠 수 있으며, 한 번 휘면 성장 속도에 맞춰 악화될 가능성이 높아지며, 이러한 질환들은 아이들의 전체적인 성장 및 키 성장을 방해하는 요인으로 작용하므로 좀 더 세심한 주의가 요구된다.

3장

소리없이 찾아 오는 골다공증

부러지기 전에는
알 수 없다

 55세 주부 K씨는 봄맞
이 대청소로 분주한 하루를 보냈다. 마침 아파트 분리수거일이어서 쓰
레기봉투에 재활용 쓰레기 더미까지 들고 현관을 나서다가 미처 다 정
리하지 못했던 화분에 걸려 넘어지고 말았다. 넘어지면서 본능적으로
손을 바닥에 짚었는데, 살짝 삐끗한 것 같아서 파스나 사다 붙일까 하
다가 통증이 심해서 병원에 가보니 손목 골절이었다.

그다지 심하게 넘어진 것도 아니고, 평소 스스로 건강하다고 여겨
왔던 K씨여서 손목 골절은 다소 의외였다. 하지만 48세 때 폐경이 된
K씨의 검사 결과는 골다공증으로 판명되었고, 뼈가 매우 약해진 상
태였다.

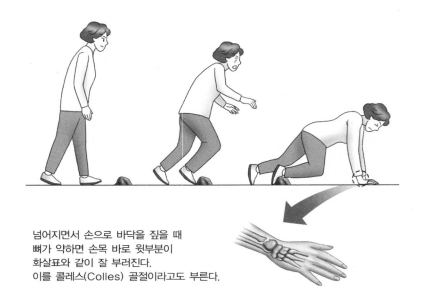

넘어지면서 손으로 바닥을 짚을 때
뼈가 약하면 손목 바로 윗부분이
화살표와 같이 잘 부러진다.
이를 콜레스(Colles) 골절이라고도 부른다.

50세 이상의 여성에게 잘 발생하는 손목 골절은 같은 연령대의 남자
보다 열 배 이상 더 많이 나타난다. 대퇴골(허벅지 뼈) 골절도 마찬가지
로 여성에게서 두세 배 정도 많이 발생한다. 골량의 감소로 발생되는
손목 골절은 향후 대퇴골 골절이 일어날 수 있는 예고가 되기도 한다.

또한 이처럼 일상생활에서 문턱이나 주변의 집기에 걸려 넘어지면
서 손을 짚는 등의 사소한 사고로 일어나는 손목 골절은 골다공증 예
방은 물론 치료를 시작해야 할 시기가 왔음을 알리는 신호탄이다.

골다공증이란 골량의 감소와 골질의 약화로 인해 뼈가 가벼운 외력

에 의해서도 잘 부러지는 상황을 말한다. 여기서 가벼운 외력이라 함은 일반적으로 서 있는 높이에서 옆으로 쓰러질 때 받는 충격의 정도를 의미한다. 골량을 단순히 체중에 비례한다고 정의할 수 없기 때문에 일반적으로는 측정하고자 하는 뼈(척추, 손목뼈, 허벅지 뼈)의 단위 면적당 골량을 측정하여 골밀도로 나타낸다.

골질이란 같은 골밀도를 나타낸다고 해도 뼈를 구성하는 성분이나 구조가 효과적으로 하중을 견디는지를 나타내는 것이다. 예를 들어 건축물에서 불량 시멘트나 양질의 시멘트나 서로 무게는 비슷하더라도 건물의 하중을 견디는 데에는 차이가 날 수 있으며, 꼭 필요한 곳에 철근과 시멘트가 집중되어야 효과적으로 하중을 견딜 수 있다. 이와 같은 이치로 뼈에서도 단순히 그 부위의 평균 골밀도만으로는 뼈의 강도를 정확히 예측하기가 어렵기 때문에 최근에는 골소주의 분포도를 중요시 여기고 있다.

또한 급격하게 골흡수가 일어나는 부위는 동일한 골밀도를 나타낸다고 해도 타 부위에 비해 심각한 구조적 결함을 나타낸다. 마치 우리가 필요한 만큼 우표를 자를 때 점선 구멍을 따라 우표를 상하지 않게 자를 수 있는 것과 같은 원리이다. 뼈도 표면이 균일하면 외력에 잘 견디지만 지나친 골흡수 과정으로 인하여 뼈 표면이 움푹 패면 그곳이 취약점으로 작용하여 잘 부러지게 된다.

우리나라 50세 이상 여성의 약 3분의 1이 골다공증에 걸려 있다고

골흡수가 일어나기 전　　　골흡수가 일어나서 표면이 움푹 파임

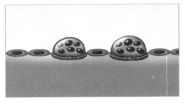
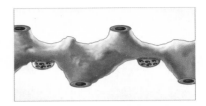

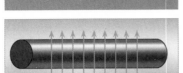
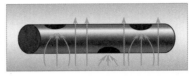

좌측은 골흡수가 일어나기 전 뼈의 모식도이며 표면이 편평하여 취약점이 없으나 표면에 파골세포가 달라붙어서 골흡수가 일어나면 우측과 같이 뼈의 표면이 움푹 파여서 그곳이 취약점(스트레스 집중점)이 되어 잘 부러진다.

한다. 타고난 강골은 폐경기란 위기를 잘 극복하지만 유전학적으로 취약하거나 청소년기에 뼈를 키우지 못한 사람들은 정상적인 노화 과정과 폐경이란 위기로 인해 골다공증이란 원하지 않는 질환을 얻게 된다.

그렇다면 골다공증을 알아차릴 수 있는 조기 증상에는 어떤 것이 있을까? 안타깝게도 골다공증의 뚜렷한 조기 증상은 없다. 마치 소리 없이 다가오는 살인자와 같이 조용히, 그리고 충분히 뼈가 약해질 때까지 아무런 증상이 없다가 갑자기 여기저기 뼈가 부러지면서 생을 마감하는 것이 가장 비참한 시나리오다. 좀 심한 표현을 썼지만 관심을 갖지 않고 지내면 뼈가 점차로 약해지는 상태를 잘 느끼지 못하기 때

문에 상당히 악화된 상태에서 발견할 수밖에 없다는 의미다.

골다공증은 '침묵의 병'이라고 한다. 뚜렷한 증상이 없어 대부분의 사람들이 골절이 생긴 다음에야 병을 알아차린다. 그러나 골절이 생긴 것 자체가 골다공증이 상당히 진행됐다는 증거다. 가볍게 넘어지거나 심지어 앉았다 일어서는 사소한 동작에도 손목, 허벅지 대퇴골, 엉덩이 고관절, 척추 등이 바게트 빵처럼 잘게 부서지는 경우도 있다.

다행히 그동안 각계의 홍보와 관심으로 이와 같이 무방비 상태로 악화되는 사례가 점차로 줄어들고 있지만 독거노인이나 돌봄이 필요한 계층에서는 아직도 의식주 해결이 우선시되다 보니 뼈에 대한 관심이 부족한 실정이다. 또한 뼈가 약해지는 질환을 앓고 있는 사람들은 아무리 비용과 시간을 들여서 노력해도 원하는 만큼 호전되지 않아 다발성 골절로 인해 점차로 변형이 오고 휠체어나 침상에 의존하는 경우도 있다.

이처럼 골다공증은 뚜렷한 조기 증상이 없지만 그나마 꼽을 수 있는 증상이라면 일부 환자의 경우 서서히 등이 굽거나 키가 작아지는 것을 느끼기도 한다. 이런 경우 골밀도를 측정하면 척추 골밀도가 많이 감소되어 있는 것을 발견할 수 있으며, 척추 측면 방사선 사진을 찍으면 척추체 한두 마디가 주저앉은 모습을 관찰할 수 있다. 정상인도 척추 디스크가 퇴행하면서 키가 약간 줄지만 이 경우는 서서히 진행되는 것에 비하여 골다공증으로 인한 키 감소는 비교적 짧은 시간에 이뤄지고 등이 많이 굽는다.

종종 허리가 아프거나 무릎이 쑤셔서 골다공증이 아닌가 걱정되어 내원하시는 할머니들이 많지만 사실 이런 증상은 대부분 퇴행성관절염의 한 증상으로 관절통인 경우가 대부분이다. 많은 분들이 골다공증에 걸리면 관절이나 허리가 아플 것이라고 착각하지만 사실은 증상이 없는 것이 골다공증의 특징이다. 물론 아무런 이유 없이 갑자기 허리가 아프다면 골절이 생겼을 가능성도 있다.

골다공증은 특별한 전조 증상 없이 찾아오며, 대부분 부러지기 전에는 잘 진단이 내려지지 않기 때문에 폐경 후에는 무엇보다 예방이 중요하다. 골다공증성 골절은 주로 척추, 엉덩이 뼈 주변, 손목뼈에 잘 발생한다. 엉덩이 뼈 주변이라 함은 허벅지 뼈와 골반 뼈가 만나는 고관절 주변에서 허벅지 뼈가 부러지는 것을 말한다. 특히 허벅지 뼈(대퇴골)가 부러지면 생명을 크게 위협할 수도 있고 평생 의존적으로 살아야 할 수도 있어 그 심각성이 매우 크다.

수입이 좋을 때 저축해두라

체내 골량을 이해하기

쉽게 가계 경제에 비유하여 설명해보자. 젊을 때는 수입이 좋아서 낭비만 하지 않는다면 저축액도 늘고 통장이 두둑해진다. 나이가 들어서 수입이 줄고 의료비 등 지출이 많아지면 저축액이 점차로 줄지만 과거에 저축한 금액이 충분하다면 타인의 도움 없이도 살아갈 수 있다. 하지만 젊었을 때 수입이 적어서 저축액이 많지 않다면 나이가 들어서 늘어나는 지출을 감당하지 못하여 가계 부도가 발생하게 된다.

비타민 D는 우리 몸의 골량을 유지하는 데 반드시 필요한 요소이며, 마치 예금을 할 때 복리로 이자를 받는 것과 같은 이치라고 생각하면 이해가 쉽다. 예금 초기에는 크게 차이가 나지 않지만 시간이 경과할수록 복리 예금은 크게 유리하다.

폐경 후 골다공증 환자에게 골량을 유지하는 데 있어 비타민 D를 강조하는 이유가 여기에 있다. 왜냐하면 몇 년간 골흡수가 증가하여 골량을 많이 소실해도 실제로 심각한 골다공증성 골절이 일어나는 시기는 10~15년 후이기 때문이다.

예금액은 현재의 골량이며 골밀도 검사로 추정할 수 있다. 가계 지출이 많으면 영수증이 쌓이고 지출의 흔적이 남는 것처럼 뼈도 흡수, 분해되는 과정에서 뼈의 주요 성분인 콜라겐의 일부가 혈중 혹은 소변에서 측정 가능하다. 이를 기준으로 골흡수율을 추정할 수 있다.

또한 뼈를 만들 때에도 특수 단백질과 특수 효소가 필요하며 콜라겐이 성숙되는 과정에서 나오는 대사물을 측정하여 골형성률을 추정하기도 한다. 이와 같은 방법으로 골량(저축액), 수입(골형성률), 지출(골흡수율)을 추정하고 환자의 상태에 맞는 골다공증 치료제를 선별하여 투여해야 효과가 좋다.

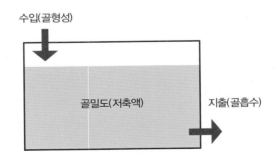

폐경 후 골다공증은 주로 지출이 많은 형태(골흡수율의 증가)이므로 예금액이 급격히 줄지 않도록 지출을 줄이는 방법, 즉 골흡수 억제제가 바람직하며 고령의 골다공증은 주로 장기간에 걸친 수입 부족으로(물론 이에 따라 지출도 줄지만) 발생하기 때문에 이론적으로는 골형성제가 바람직하다. 하지만 현재 사용 가능한 골형성제는 고가인데다 매일 주사를 맞아야 하기 때문에 보편적으로 사용하지 못하고 심한 골다공증에 한해서만 투약하고 있는 실정이다.

앞서 소개된 바와 같이 골흡수 면(面)은 골절이 발생할 수 있는 흠집(우표의 구멍들)을 만들기 때문에 고령의 환자 중에서 경제적으로나 기타 이유로 골형성제의 사용이 어려운 환자들은 골흡수 억제제를 차선책으로 사용하고 있다. 예금액인 골량을 적정선에서 유지하고 지출인 골흡수를 줄여야 가계 부도인 골다공증성 골절 없이 살아갈 수 있다.

골다공증 진단에 가장 중요한 것은 골밀도 측정이다. 골밀도 측정은 보통 방사선이나 초음파를 이용하고 그 외에도 CT나 MRI를 이용해서 찍기도 한다. 그 외에 단순 X-선 검사는 골절을 보는 데 좋으며, 혈액 및 소변 검사는 뼈가 생기고 녹는 정도를 볼 수 있게 해준다.

골량은 골밀도를 측정하여 추정하는데, 단체 신체검사에서 검사를 할 때에는 뒤꿈치 뼈에 초음파를 통과시켜 뒤꿈치 뼈의 골밀도를 측정할 수 있다. 하지만 이 방법은 반복 측정에 따른 오차가 커서 정밀 진단과 약제 효능을 추적하고자 매년 검사를 실시할 때에는 척추나 고관절(허벅지 뼈)의 골밀도를 이중에너지 방사선 흡수법(DXA)이나 정량적 컴퓨터 단층촬영술(QCT)로 검사해야 한다.

그동안 우리나라에서는 T-값이 −2.5 이하거나 골다공증성 골절이 발생한 경우에 한하여 1년간 골다공증 전문 약제의 보험 혜택이 가능하고, 그 이후에 골밀도 수치가 호전되면 더 이상 보험 혜택이 연장되지 못했다. 그러나 다행히 2015년 5월부터 골절 환자는 골절 발생 시점에서 3년간 의료보험 혜택을 누릴 수 있게 되었다. 이는 골다공증으로 골절된 환자에게 2차 골절이 발생하지 않도록 예방하는 데 있어 매우 중요한 정책이다.

최근 들어 치과 임플란트나 발치 시 치과에서 골다공증 약제에 따른 부작용을 강조하고 있다. 강력한 골흡수 억제제인 비스포스포네이트 제제를 3년 이상 복용한 환자 중 드물게 치과 수술 후 턱뼈에 괴사가 발생하여 부골(골수염으로 인하여 뼈가 죽는 현상)이 생기는 경우가 있는데, 3년 미만 복용 시에는 스테로이드 제제를 동시에 투약하지 않는다면 특별한 위험이 없으나 3년 이상 복용 시에는 치과 처치 이전에 2~3개월간 비스포스포네이트 제제를 중단하는 것이 바람직하다.

뼈 관리법은 연령대별로 다르다

60대 후반의 A씨는 마음만은 아직 20대이다. 폐경 후 허리 통증을 겪고 있지만 열심히 운동하면 나아질 것으로 믿고 매일 한 시간 이상 스포츠센터에서 땀을 뻘뻘 흘려가며 운동을 했다. 트레드밀에서 최대한 속도를 내서 달려보기도 하고, 실내 자전거도 타고 이런저런 기구들을 적극적으로 이용했다. 하지만 허리 통증이 심해지고 등이 굽어지는 것을 느낀 A씨는 결국 병원을 찾았다가 척추압박골절이라는 진단을 받았다.

이와 같이 스포츠센터 등에서 운동을 시작하기에 앞서서 심장 검사와 뼈 건강에 대한 기본 점검 없이 운동을 하는 경우에는 불의의 사고를 당할 수 있다. 반드시 운동을 시작하기 전에는 진료와 기본 검사를 받아서 허용되는 운동 강도를 확인한 후에 진행하는 것이 바람직하다.

모든 성인병이 그러하듯이 골다공증도 예방이 중요하며 위험 인자를 가지고 있거나 집안에 골다공증으로 고생한 어른이 계시면 젊었을 때서부터 꾸준히 뼈 관리를 하는 것이 바람직하다. 우선 자신이 가지고 있는 골량이 나이를 고려할 때 적정한 양인지를 알아야 하는데, 이런 경우 스크리닝을 목적으로 발뒤꿈치 뼈에서 초음파 기기로 골량을 추정할 수 있다.

만약 측정치가 기대했던 골량 기준치보다 낮아서 평균에 미치지 못했다면 이중에너지 방사선 흡수법(DXA)으로 정밀 검진을 받아보는 것이 좋다. 일반적으로 초음파로 검사하면 DXA 검사보다 골량이 다소 낮게 측정되는 경향이 있다. DXA에서도 기준치에 미치지 못했다면 최근의 골량 변화를 추정하는 생화학적 골표지자 검사를 실시하는 것이 바람직하다.

생화학적 골표지자 검사는 예금 통장에서 예금(수입)과 인출(지출)의 양을 추정하는 것과 같으며, 만약 지출이 많다고 판단되면 그 원인을 찾기 위해 소변 검사, 피 검사, 호르몬 검사 등이 추가로 진행된다. 주기적으로 골량을 검사할 때에는 반드시 이중에너지 방사선 흡수법이나 정량적 전산화 단층 촬영법(QCT)을 이용하여 척추나 고관절에서 골량을 측정하는 것이 바람직하며, 그래야만 투약 시 보험 혜택도 지속적으로 받을 수 있다.

뼈 관리 방법은 연령대별로 다르다. 한창 자라는 아이들은 뼈가 충분히 성장할 수 있게 칼슘과 비타민 D를 비롯한 영양소가 부족하지 않도록 균형 있는 식사를 해야 하며, 근육 발달을 위한 체중 부하 운동을 적극 권장하고, 햇볕 좋은 날에는 낮에 충분히 뛰어놀 수 있게 해줘야 한다. 아이들이 책상 앞에만 붙어 있거나 컴퓨터 게임에만 몰두하게 두지 말고 주말에는 가족끼리 야외에 나가서 트레킹도 하고 음식도 같이 만들면서 대화를 많이 나누는 것이 정신건강에도 좋다.

가장 치료가 어려운 환자 중 하나는 골밀도 수치가 아주 낮아서 곧 골절이 발생할 것 같은 여린 체구의 젊은 여성이다. 유전적으로나 체질적으로 몸무게가 적게 나가고, 적게 식사하며, 거식증까지는 아니지만 누가 봐도 가냘파 보이는 사람들은 치료에도 잘 반응하지 않는다.

만약 월경을 하지 않는다면 산부인과 전문의의 진찰과 호르몬 검사 및 식이요법으로 우선 호르몬이 정상적으로 분비되도록 유도해야 한다. 월경을 하고 있다면 식사와 운동 그리고 칼슘과 비타민 D 보충제를 투여하는데, 비교적 효과가 좋은 고가의 골형성제 투여를 제외하고는 별다른 뾰족한 방법이 없다.

만약 골밀도가 아주 낮아서 골절의 위험이 우려될 때에는 골흡수 억제제를 쓸 수 있는데 아무래도 젊은 나이에 비스포스포네이트 제제를 오래 쓰는 것은 훗날 합병증의 우려가 있다. 단기간 꼭 필요한 만큼만 사용하는 것이 좋고, 식이요법으로는 특히 비타민 D나 칼슘을 권장하며 운동요법도 적극 추천한다.

최근에는 뼈에 침착되지 않으면서 비스포스포네이트 제제와 같은 효과를 얻는 골흡수 억제제가 개발되어 우리나라에서도 곧 시판된다고 하니 기대해본다.

젊은 나이에 골량이 매우 낮아서 이미 여러 번의 골절을 경험했다면 골형성제인 부갑상선 호르몬을 사용할 수 있으나 동물실험에서 골암이 발생했다는 보고가 있기 때문에 젊은 나이에 부갑상선 호르몬을 장기간 사용하는 것은 좀 부담이 된다. 이런 경우에는 2년 미만으로 부갑상선 호르몬제를 사용하고, 형성된 뼈를 비스포스포네이트 제제로 보호하며 칼슘과 비타민 D를 투여하는 것이 가장 효과적인 방법이다.

폐경 후 수년 이내에 골다공증이 확인된 여성 환자는 칼슘과 비타민 D와 함께 여성호르몬 대체 요법, 혹은 SERM제제(여성호르몬과 유사하지만 유방과 자궁에 자극이 적은 특수 호르몬제)가 추천되며, 이미 골절이 발생하였거나 골밀도가 매우 낮은 환자에게는 골형성제의 투여나 비스포스포네이트 제제의 사용을 검토해볼 수 있다.

역시 가장 치료하기 힘든 환자들은 고령의 환자이며 골다공증 골절이 이미 발생한 환자는 더욱 어렵다. 나이가 들면서 생체의 모든 기능이 감소되고 세포의 활동도 떨어지기 때문에 약제에 대한 반응도 그만큼 떨어진다. 이미 심각한 골량 감소가 있고 골질도 불량한 상태에서 낙상의 위험이 높기 때문에 언제나 골다공증성 골절의 위험에 노출되어 있다.

약을 복용해도 골밀도 검사에서 수치가 잘 호전되지 않아서 실망하는 사례도 많은데, 수치에 큰 변화가 없다 해도 골절 예방 효과는 있으니 너무 실망하지 말고 골다공증 치료제와 칼슘, 비타민 D를 꾸준히 복용하는 것이 좋다. 비록 수치에 변화가 적어도 뼈 표면에 생긴 흠집을 치료해서 골절이 시작되는 스트레스 점을 줄일 수 있기 때문이다.

골다공증은
중년 여성의 병이다

 나이에 상관없이 여성은 남성보다 뼈가 가늘다. 청장년기에 남성은 남성호르몬의 영향으로 뼈가 매우 굵어지는 데 반해 여성은 그 정도가 미약하다. 나이가 들어 점차 뼈가 얇아져도 원래 뼈가 굵은 남성은 그리 큰 장애를 받지 않으나 뼈가 가는 여성은 큰 타격을 받는다. 가는 뼈가 얇아져서 결국에는 위험한 지경에까지 이르러 가벼운 외상으로 쉽게 골절이 발생하는 것이다.

남성호르몬은 나이가 들면서 조금씩 감소하긴 하지만 60~70대에도 계속 분비된다. 하지만 여성은 평균 50세 정도에 폐경이 되고 여성호르몬인 에스트로겐 분비가 급속하게 감소한다. 에스트로겐의 역할은 임신과 출산을 돕는 것이다. 태아의 발육을 지탱하고 산도를 제대로 지키려면 뼈가 튼튼해야 하므로 에스트로겐이 뼈를 지켜주는데, 폐경이 되어 에스트로겐이 감소하면 파골세포가 급격히 증가하여 골흡수가 많이 일어나서 골량이 급격하게 감소한다.

폐경이 되면 여성의 뼈를 강화하고 보호하는 데 절대적인 역할을 담당하던 에스트로겐 분비가 급격히 감소하여 뼈를 보호하는 작용이 없어진다.

이러한 이유로 골다공증에 의한 골절은 특히 중년 이후 여성에게서 많이 발생한다. 건강보험 청구 데이터를 이용하여 2010년도에 건강보험심사원에서 보고한 2008년도 우리나라 골다공증 발생률을 보면 여성이 남성에 비하여 월등이 높다. 또한 골다공증 골절 발생 빈도도

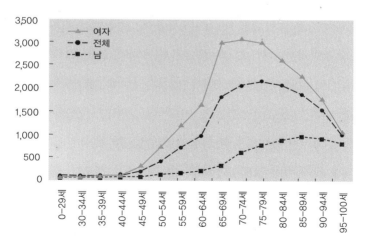

의사 진단 골다공증 환자 비율(인구 1만 명당)

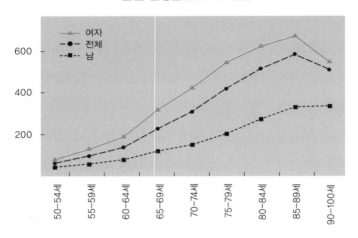

골절 발생률(인구 1만 명당)

범례:
- 여자
- 전체
- 남

여성이 남성에 비해 약 두 배 이상 높은 것을 알 수 있다.

남성과 여성은 골량에도 차이가 있다. 최대 골량일 때 남성의 몸에는 약 1000그램의 칼슘이 비축되어 있는데, 여성에게는 20~30퍼센트 적은 700~800그램 정도의 칼슘이 비축되어 있다. 여성이 남성에 비해 골격이 작고 가늘기 때문이다. 설상가상으로 여성에게 반드시 찾아오는 폐경기를 전후하여 골소실이 크게 일어나며, 이로 인해 생의 후반기에 심각한 골다공증성 골절이 발생한다.

특히 40세 이전에 발생하는 조기 폐경은 50세 전후에 찾아오는 자연 폐경보다 훨씬 빠른 시기에 골량의 손실이 일어나며 무월경 기간이 그만큼 길어지기 때문에 전체 골량 손실도 크다. 젊었을 때 심한 흡연, 음주, 이뇨제 등도 골량 손실을 가져온다. 또한 무리한 운동이나 다이어트도 무월경을 초래하여 골량을 감소시킨다.

젊었을 때부터 자신의 몸에 맞는 적당한 운동을 꾸준히 하면서 칼슘 성분이 많이 함유된 식품을 섭취하면 골량 손실이 많은 폐경 후에도 활기찬 생활을 할 수 있다.

UN인구 통계에 의하면 우리나라는 매우 급격하게 노령 인구가 증가하고 있으며 곧 일본과 같이 고령사회 및 초고령사회에 접어들 것으로 예상하고 있다. 고령자가 많다는 것은 골다공증에 걸릴 사람이 많아진다는 의미이며 또한 동반되어 골절도 많이 발생하게 된다.

65세 이상 인구 비율

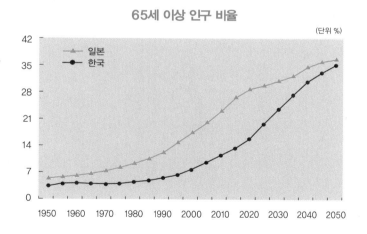

유엔 인구 통계에 의하면 우리나라는 매우 급격하게 노령 인구가 증가하고 있다.

4장

젊은 여성의 골다공증

예쁘게 보이려다
골병든다

날씨가 따뜻해지면서 노출의 계절이 다가오고 여성들의 다이어트에 대한 관심도 늘어나고 있다. 그러나 체중을 줄이려고 무리하게 식사량을 줄이는 것은 골다공증을 유발할 수 있다.

올해 29세의 미혼 여성 C씨는 얼마 전 뼈가 얼마나 단단한지 알아보는 골밀도 검사 결과, 의사로부터 뼈 나이가 60대라는 충격적인 얘기를 들었다. 결혼을 앞두고 종합건강검진을 했는데, 전혀 생각지도 못한 골다공증 진단을 받은 것이다. C씨의 경우 겉보기에는 매우 건강하고, 건강검진 결과로도 특별히 신체에 별다른 이상이 없었음에도 골밀도에 문제가 생긴 원인이 뭘까?

골다공증은 흔히 중년 여성의 질병이라고 생각하는 사람들이 많지만 젊은 여성들도 골다공증으로 고생하는 경우가 적지 않다. 20~30대 여성 골다공증 환자는 최근 5년 동안 해마다 1만 명씩 꾸준히 발생하고 있으며, 의료계는 실제 환자 수가 더 많을 것으로 추정하고 있다. 젊은 여성들에게서 발생하는 골다공증의 원인은 생활습관에 있는 경우가 많다. 무리한 다이어트, 자외선 차단제, 커피, 편식, 운동 부족 등이 주요 원인으로 꼽힌다.

여성들 가운데 단기간에 살을 빼려고 다이어트를 강행하면서 식사 조절을 하는 경우를 주변에서 흔히 볼 수 있다. 영양소가 고르게 짜인 식단으로 적절히 양을 조절하는 경우는 문제가 되지 않지만 무분별하게 굶거나 영양소 문제를 고려하지 않은 채 음식 섭취를 제한해서 살을 빼는 경우, 특히 원푸드 다이어트는 칼슘 등의 영양소가 뼈에 제대로 공급되지 않아 골다공증의 원인으로 작용하기도 한다. 다이어트로 인한 저체중과 영양 불균형은 골밀도를 떨어뜨리는 직접적인 원인이 된다.

젊은 여성들이 많이 사용하는 자외선 차단제도 골다공증을 일으킬 수 있다. 뼈의 주성분인 칼슘은 비타민 D의 도움을 받아서 장에서 흡수되고, 비타민 D는 자외선을 통해 자연적으로 피부에서 합성되는데 자외선 차단제를 많이 바르거나 모자, 선글라스 등으로 지나치게 피부를 감싸면 자외선이 피부까지 도달하지 못하여 비타민 D의 생성이 줄어들고 뼈 건강에 나쁜 영향을 미치므로 주의해야 한다.

노인에게서 발생하는 골다공증은 일종의 노화 현상으로 볼 수 있지만 젊은 여성에게 발생하는 골다공증은 확실히 병적인 상태이다. 젊은 여성에게서 일시적 혹은 지속되는 골다공증이 발생할 수 있는데, 가장 중요한 첫 번째 질문은 월경을 정상적으로 하는지 무월경인지를 확인하는 것이다.

월경을 하는 경우에는 갑상선 기능항진증, 부갑상선 기능항진증, 쿠싱증후군(체내 스테로이드 호르몬 과다 분비)과 같은 호르몬 분비의 이상이나 위장관계 질환 등으로 발생하는 속발성 골다공증을 생각해볼 수 있다. 남녀노소 모두에게서 발생하는 속발성 골다공증에 대해서는 뒤에서 다시 자세히 다룰 예정이다.

무월경은 원발성 무월경(이차성징이 발현되지 않고 13세까지 월경이 없거나 이차성징은 나타나지만 15세까지 월경이 없을 때)과 속발성 무월경(6개월 이상 월경이 없거나 월경을 하던 사람이 세 번 이상 정상 생리 주기를 건너뛴 경우)으로 구분되며 다양한 원인이 있다. 특히 여성호르몬이 부족하여 발생하는 무월경의 경우 골다공증이 잘 발생하며, 폐경 후에 발생하는 골다골증처럼 에스트로겐 부족으로 파골세포가 활성화되어 골 재형성(뼈가 흡수되고 만들어지는 사이클)이 증가된다. 골 재형성이 지나치게 활성화되면 골형성이 골흡수를 따라잡지 못하여 결과적으로 뼈의 손실을 가져온다.

드물지만 출산 후나 만삭 때에 골다공증이 발생하여 척추 골절이 발생하는 사례도 있다. 아직 그 원인이 밝혀지지는 않았지만 아마도 태아의 골격 발달을 위해 많은 칼슘이 엄마의 몸에서 태아로 이동하기 때문으로 추정하며, 모유 수유 시에도 모체의 부담이 더 커진다. 문제는 등허리가 아파도 산후 조리가 잘 안 되어 불편한 것으로 생각하기 쉽다는 점이다. 골절이 발생하면 통증은 물론 아픈 자리를 두드리면 더 아픈 현상인 압통이 뚜렷하기 때문에 불편한 부위를 두드려보고 압통을 심하게 느낀다면 병원에서 검사를 받아보는 것이 좋다.

또한 굽이 높은 구두를 신는 사람에게서 골다공증이 더 잘 발생한다는 보고도 있다. 그 원인이나 심각성은 아직 잘 밝혀지지 않았지만, 하이힐을 자주 신을 경우 균형이 앞으로 쏠려서 뼈를 약하게 할 수 있다. 하이힐을 신으면 몸매가 더 날씬하게 보일 순 있으나 자세가 부자연스럽고 활동성이 떨어지기 때문에 여러 가지 복합적인 요인으로 인하여 골다공증이 초래되는 것으로 추정하고 있다.

살찐 사람이
골다공증에 덜 걸린다

흔히 살찐 사람이 마른 사람보다 골다공증에 덜 걸린다고 한다. 뼈는 무거운 힘을 받을수록 강해지기 때문에 체중이 무거운 사람은 마치 무거운 짐을 들고 걸어 다니는 것과 같은 효과를 나타내서 뼈가 강해진다. 반대로 마른 사람이나 지나친 다이어트로 저체중인 사람은 뼈에 실리는 무게가 적으므로 뼈에 가는 자극이 미미해 뼈 강화에 도움이 안 된다. 따라서 마른 사람은 충분히 체중이 실리는 운동을 통해 뼈를 튼튼하게 해야 한다.

살찐 사람이 마른 사람보다 골다공증에 적게 걸리는 다른 한 가지 이유는 여성호르몬 에스트로겐과 관계가 있다. 에스트로겐은 주로 난소에서 만들어지지만 일부는 부신에서 남성호르몬이 만들어진 다음 피하지방 조직에서 에스트로겐으로 바뀌기도 한다.

살이 쪄서 피하지방이 많은 사람은 남성호르몬이 여성호르몬인 에스트로겐으로 많이 전환되고 축적되기 때문이다. 갱년기에 난소에서 에스트로겐을 만들 수 없게 되어도 살찐 사람은 지방 조직에서 어느 정도 에스트로겐을 보충할 수 있으므로 유리하다는 뜻이다.

반대로 마른 사람은 피하지방이 적어 에스트로겐을 충분히 만들 수 없기 때문에 에스트로겐 결핍 상태에 있고 골다공증에 걸릴 위험이 있다. 특히 마른 여성은 평소 유제품과 해초류를 충분히 보충하면서 체중이 실리는 운동을 열심히 해야만 튼튼한 골격을 유지할 수 있다.

이처럼 체중과 뼈는 매우 밀접한 관계가 있다. 몸무게를 지탱하기 위해 하중이 걸리는 곳에는 새로운 뼈가 만들어지는데, 이를 울프의 법칙이라고 한다. 독일 의사인 울프Wolff 박사가 제시한 이론이다. 뼈에 하중이 걸릴 때 골형성을 억제하는 스크레로스틴sclerostin이라는 당단백질의 분비를 억제하여 결과적으로 골형성을 증가시키는 것이다. 이런 이유로 골다공증은 뚱뚱한 사람보다 가냘픈 여성에게서 잘 발생한다. 스크레로스틴은 향후 골다공증의 치료에 매우 중요하게 응용되는 물질이므로 잘 기억해두도록 하자.

다이어트로 급격히 체중이 감소되면 성선 자극 호르몬의 분비 감소로 인해 무월경이 발생한다. 또한 섭취하는 칼로리가 턱 없이 부족한 경우 골형성도 심각하게 저하되는데, 거식증이 가장 대표적이다. 음식 섭취를 거부함으로써 심각한 영양실조에 빠지며 사망에 이르는 사례도 많다.

〈탑 오브 더 월드 *top of the world*〉 등으로 유명했던 카펜터스의 여동생 가수도 거식증의 합병증으로 32세에 사망했다. 체조 선수나 장거리 육상 선수도 체중을 줄여야 점프나 뜀뛰기를 잘할 수 있기 때문에 철저하게 음식 섭취량을 조절하고 훈련도 혹독하다. 그로 인해 무월경을 초래하여 운동에 따른 골 강화 효과를 상실하는 경우도 있다.

스트레스가 심하게 쌓인 사람의 경우 폭식을 하기도 하지만 식욕부진으로 인해 음식을 거절하거나 스트레스 호르몬의 과다 분비로 무월경이 발생하기도 한다.

이처럼 지나친 음식 섭취의 제한은 과격한 운동이나 스트레스 등과 함께 중요한 무월경의 원인이 되므로 체형 관리를 위해 무리한 다이어트를 하지 않도록 주의해야 한다. 특히 청소년기에 있는 자녀를 두었다면 지나치게 다이어트를 하는지 눈여겨 관찰해야 한다.

37세까지
골밀도를 높여라

　　　　　　　　　　마른 몸매에 영양 불균형, 평소에 운동은 전혀 하지 않으며, 잦은 음주와 하루에 커피를 세 잔 이상 마시는 젊은 여성이 이런 생활습관과 몸 상태를 유지한다면 중년이 되어서 골다공증에 걸릴 확률은 매우 높다.

　다이어트와 더불어 진료실에서 많이 받는 질문 중 하나가 커피와 골다공증과의 관계이다. 하루에 세 잔 이상 커피를 마시는 사람은 위장에서 칼슘 흡수에 장애를 일으키며, 장기간 다량의 커피를 마시는 사람은 골다공증에 걸릴 수 있다고 미국 골다공증 재단NOF에서 경고하고 있다.

　직업상 혹은 불가피하게 커피를 많이 마셔야 하는 사람은 음식으로 칼슘 섭취량을 높이거나, 칼슘−비타민 D 복합제의 섭취를 권하고 싶다. 혹은 커피에 우유를 섞어서 마시는 라떼도 좋다. 비만과 고지혈증의 우려가 있는 사람은 저지방 우유로 라떼를 마시면 칼로리 감소 효과도 얻을 수 있다.

예전에 텔레비전의 한 프로그램에서 매일 콜라에 밥을 말아 먹는 사람이 소개된 적이 있는데, 이는 뼈 건강을 위협하는 습관이다. 탄산음료, 특히 콜라에는 인산염과 카페인이 들어 있어서 이 또한 칼슘의 흡수를 억제한다. 따라서 일주일에 다섯 캔 이상은 마시지 않는 것이 바람직하다. 자세한 내용은 미국 골다공증 재단 홈페이지nof.org에 소개되어 있다.

최근 우리나라 젊은 여성의 흡연 인구가 증가했다. 흡연은 폐암, 관상동맥질환뿐만 아니라 골다공증을 유발하는 인자이다. 뿐만 아니라 임신 중의 흡연은 산모와 태아 모두에게 매우 해롭다. 임신 중 흡연도 개인의 권리이고 금연을 법으로 정하고 있지는 않지만 태아에게 심각한 발달 장애를 초래할 수 있으므로 광범위한 의미로 태아에 대한 범죄라고 볼 수도 있다.

간접흡연도 해로우니 남자들도 같이 협력하여 건강한 아이를 출산할 수 있도록 부부가 함께 노력해야 한다. 2015년 1월 1일부터 담뱃값이 2000원 이상 올랐다. 금연 구역도 모든 음식점, 카페, 정류장, 주요 도로, 주요 건물로 확장되고 있으니 이참에 담배를 끊어보는 것은 어떨까.

하루 세 잔 이상의 상습적인 음주 역시 골다공증의 중요 유발 인자이므로 지나친 음주도 삼가는 것이 좋다.

골다공증을 예방하려면 골량을 높여야 하는데, 운동은 골량 유지에 매우 중요한 인자 중 하나다. 하이힐 대신 운동화를 신고 열심히 운동한다면 골다공증의 위험으로부터 멀어질 수 있다. 하지만 온몸을 다 가리고 자외선을 차단한 상태에서 운동을 하는 것은 오히려 뼈로 가는 영양소를 차단하는 것이나 마찬가지니 주의하자.

비타민 D는 칼슘대사에 필수적이며 부족한 경우 장에서 칼슘이 충분히 흡수되지 못하고 뼈의 중요한 성분인 칼슘-인산염이 부족하게 되어 새로이 형성되는 뼈가 단단해지지 못하는 골연화증이 발생한다. 2012년 12월 건강보험심사평가원의 발표에 따르면, 과거 4년 동안 비타민 D 결핍으로 진단된 사례가 매년 80퍼센트 이상 증가했으며 여성에게서 세 배 이상 더 많이 발생했다.

여성의 비타민 D 결핍률이 높은 것은 아마도 야외 활동 시간이 남자보다 적고, 자외선 차단제를 좀 더 철저하게 바르기 때문이 아닐까 싶다. 30~40분 정도만 햇볕을 쬐어도 비타민 D가 생성되니 너무 꽁꽁 싸매지 않도록 주의하자.

자외선 강도가 떨어지는 겨울철에는 바깥 날씨가 너무 추우니 비교적 햇볕이 좋을 때 집 안 창가에 누워서 일광욕을 하는 것도 좋다. 최근에 지어진 건물은 자외선이 차단되는 유리를 많이 사용하기 때문에 환기도 시킬 겸 창문을 열고 일광욕을 하는 것이 좋다.

비타민 D는 지용성이며 우리 몸에서 만들어지면 필요한 만큼 축적되고 잉여분은 소실되기 때문에 주기적으로 일광욕을 해도 과량으로 만들어지지 않는다. 물론 과량의 비타민 D를 약품으로 섭취하는 경우에는 과비타민 D 증후군이 발생할 수 있으나 임상적으로 권장하는 용량으로는 염려할 필요가 없다.

이상과 같이 젊은 여성도 생활습관이 좋지 못하면 폐경 전에라도 골다공증이 올 수 있다. 당장은 그다지 심각하지 않더라도 대부분 골량이 부족하여 폐경 이후에는 심각한 골량 부족으로 인해 골다공증이 발생할 수 있다. 이처럼 골다공증은 생활 속에 스며있는 작은 요소에 의해서 결정된다. 항상 모두 다 잘 지킬 순 없어도 늘 염두에 두고 뼈 관리를 하면 훗날 뼈 건강에 큰 도움이 될 것이다.

골다공증은 한 번 진단되면 단기간에 완치가 쉽지 않기 때문에 젊었을 때부터 꾸준히 골밀도를 높이도록 노력해야 한다. 인체의 다른 기관과 달리 뼈는 37세까지 골량이 계속 증가한다. 따라서 30대 중반까지 뼈의 밀도를 최대한 높여두어야 나이가 든 후에 골다공증 위험을 줄일 수 있다.

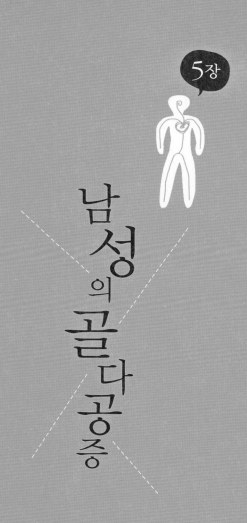

5장

남성의 골다공증

무관심이
병을 키운다

대기업 부장인 56세 남성 P씨는 업무 특성상 술자리가 많다. 스트레스를 많이 받아 담배도 하루에 한 갑 이상을 피운다. 얼마 전 P씨는 퇴근길에 발을 헛디뎌 균형을 잃고 넘어졌다. 순간적으로 손을 짚어 큰 부상은 피했으나 엉덩이와 손목을 다쳤다. 단순한 통증이라고 생각해서 냉찜질과 온찜질을 반복하며 하루를 보내다가 결국 손이 퉁퉁 붓고 통증이 심해져서 가까운 병원을 찾았다.

뜻밖에도 P씨는 손목뼈와 허벅지 뼈(대퇴골 경부)에 금이 갔다는 진단을 받았다. 크게 부서지지는 않았지만 뼈에 금이 가고, 골밀도 검사 결과 T-값이 −1.2였다. 이 경우 골감소증에 속한다. 골밀도 자체만으로는 아주 심각한 상태가 아니었지만 최근 P씨의 생활환경이 뼈를 급격히 약화시켜서 사소한 외상으로도 골절을 일으킨 것으로

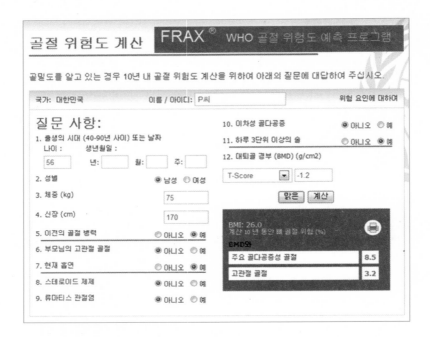

56세 남자인 P씨를 FRAX를 통한 10년 골절 위험도를 계산해 보자. 우선 P씨는 이번 골절 사고 이전에도 '현재 흡연/하루 3단위 이상의 술'로 두 가지 위험 인자를 가지고 있었으며, 골절 후에는 세 번째 위험 인자인 대퇴골 경부 골절이 발생하여 낮은 골밀도(대퇴골 경부 T-값 -1.2)에서 10년간 발생할 수 있는 주요 골다공증성 골절(20% 이상이면 위험)과 고관절 골절 위험률(3% 이상이면 위험)을 계산해보니 고관절 골절 발생 위험률이 3.2 퍼센트로 나타나서 향후 집중 치료가 필요한 환자로 분류된다.

여기서 술 1단위는 대략 맥주 한 컵, 소주 한 잔을 의미한다. FRAX로 계산하여 향후 10년 간 주요 골다공증성 골절 발생 위험률이 20퍼센트 이상, 고관절 골절 발생 위험률이 3퍼센트 이상일 때에는 골다공증 전문 치료를 적극 권장한다.

추정된다.

현재는 대퇴골 경부 골절이 발생한 상태이므로 골다공증에 준하여 치료를 계획하는 것이 바람직하다(왼쪽 그림 설명 참조). 이와 같이 많은 경우 골감소증만 있는 상태에서도 골절이 발생할 수 있으며, 이는 향후 철저한 관리가 필요하다는 암시이기도 하다.

그동안 골다공증이 중년 이후의 여성 질환이라고만 알고 있던 P씨에게는 당황스러운 일이 아닐 수 없었다. 운동 부족, 스트레스, 잦은 음주, 흡연과 더불어 최근 뱃살을 줄이려고 시도한 1일 1식 다이어트가 주된 원인으로 지목되었다.

골다공증은 흔히 폐경 이후 여성호르몬이 줄어들면서 중년 여성들에게서 많이 발병하는 것으로 알려져 있지만 최근 들어 잦은 음주와 흡연 등으로 인해 남성 환자의 비율도 점차 높아지고 있다.

50대 이상의 남성이 골다공증에 걸릴 확률은 전립선암에 걸릴 확률보다 높다. 대한내분비학회 골다공증 관련 조사 결과에 의하면 국내 50세 이상 남성의 절반가량이 골다공증이나 골감소증을 겪고 있다. 골밀도가 정상인의 75~90퍼센트면 골감소증, 75퍼센트가 안 되면 골다공증이다. 모두 뼈를 약하게 만들어 작은 충격에도 골절을 유발할 수 있다.

하지만 이 가운데 90퍼센트는 자신이 골다공증에 걸린 사실을 몰라서 제대로 된 조치를 취하지 못하고 있다. 세계골다공증재단에 따르면 전 세계적으로 3초에 1건씩 골다공증 골절이 발생하고 있으며, 2050년까지 남성 대퇴골(허벅지 뼈) 골절의 발생이 무려 310퍼센트 증가할 것으로 추정된다고 발표했다.

남자들은 골다공증을 여성의 병으로만 생각해서 전혀 관심을 가지지 않는다. 건강검진을 받다가 우연히 발견되거나 골절 등으로 크게 다치고 나서야 자신의 뼈에 문제가 있다는 사실을 인지하게 된다. 특히 남성들은 뼈 건강에 지나치게 자신감을 보여 몸에 이상 증세를 느껴도 바로 병원을 찾아 치료하지 않고 내버려두다가 병을 키워 결국 신체 변형이나 전신 쇠약, 무기력증에 빠지는 경우가 많다.

뼈의 밀도가 낮아져서 작은 충격에도 쉽게 부러지는 골다공증은 여전히 중년 이상의 여성 환자에게서 훨씬 더 많이 발생하지만 남성도 결코 방심할 수 없다. 남성 골다공증은 여성에 비해 후유증이 크고, 수술 후 폐렴이나 패혈증 같은 합병증도 여성에 비해 더 많이 발생한다. 남성 골다공증은 발생 빈도는 낮지만 골절됐을 때의 위험성은 여성보다 더 크기 때문에 미리 사고를 예방하는 것이 중요하다.

앞서 말했듯이 골다공증에는 뚜렷한 증상이 없다. 뼈의 밀도가 낮아진다고 해서 통증이 오는 것이 아니므로 50대 이후라면 남성도 골밀도를 체크하고 골다공증이나 골감소증 여부를 확인할 필요가 있다. 골다공증으로 한 번 감소된 골밀도는 다시 회복되기 어렵기 때문에 무엇보다 예방이 중요하다. 골다공증을 예방하려면 유산소 운동과 함께 근력 운동을 병행해야 한다. 일주일에 2회 이상 체중이 실리는 운동을 하는 것이 좋으며, 다만 줄넘기 같은 운동은 관절에 충격을 주어 무릎이 약한 사람에게는 좋지 않다.

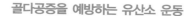
골다공증을 예방하는 유산소 운동

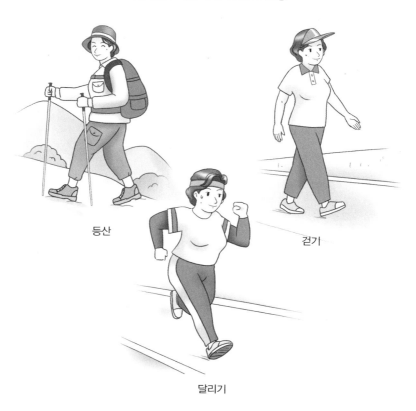

등산

걷기

달리기

음주와 흡연이
골밀도를 떨어뜨린다

술과 담배, 운동 부족은 골다공증의 위험한 요인이다. 흡연은 골다공증 위험을 크게 증가시킨다. 흡연은 뼈를 만드는 조골세포의 기능을 떨어뜨려서 골량을 감소시키는데, 연령에 관계없이 이런 부작용이 발생하기 때문에 골량이 급격히 느는 청소년기의 흡연은 평생 뼈 건강에 나쁜 영향을 미친다.

또한 간접흡연이 호흡기 질환 및 아이의 뇌 발달에 나쁜 영향을 미친다고 하여 애연가들이 집 밖으로 내몰리고 있는데, 폐나 뇌 발달뿐만 아니라 뼈의 발육에도 나쁜 영향을 준다는 사실 또한 분명하게 기억하길 바란다.

골절 환자에게도 흡연은 매우 나쁘다. 신생 혈관의 침투를 억제하고 조골세포의 기능을 약화시켜 골유합 기간이 길어지거나 뼈가 붙지 않는 합병증(불유합)이 자주 발생한다. 안타까운 것은 이런 환자들은 흡연으로 인해 차후에 또다시 수술을 받아야 하는 상황에서도 담배를 끊지 못한다는 것이다. 그래서 최근에는 혈중 니코틴 양을 측정하여 수술 전에 금연을 잘 하고 있는지 확인한 후에 불유합 수술을 진행하고 있다.

또한 술을 많이 마시면 영양 상태와 칼슘 섭취가 나빠지면서, 심하면 남성호르몬인 테스토스테론이 감소되어 골다공증을 유발한다. 2013년 자료에 의하면 우리나라 국민 1인당 주류 소비량은 8.9리터로, 소주로 환산하면 123병이라고 한다. 술을 못 마시는 사람도 꽤 있으니 술을 마시는 사람들만의 평균은 이보다 훨씬 더 높을 것이다.

그밖에 남성 골다공증의 중요한 원인 중 하나로, 선천적 혹은 후천적 남성호르몬의 결핍을 들 수 있다. 성 호르몬이 감소하면 골 재형성이 증가하여 골소실을 가져오며, 전립선암 치료 시 남성호르몬 박탈 치료를 시행하면 급격한 골소실을 가져올 수도 있다.

남성은 여성에 비해 골다공증 예방과 뼈 관리에 훨씬 관심이 적다. 확실히 골다공증은 여성의 병이다. 그렇다고 남성은 골다공증에 걸리지 않는다고 장담하긴 어렵다. 2010년에 발표된 국내 지역 코호트 기반 연구 결과 50세 이상 성인의 요추 골다공증 유병률은 여성 24퍼센트, 남성 12.9퍼센트였다. 또한 50세 이상의 여성이 일생 동안 골다공증성 골절을 최소 한 번 이상 경험할 확률은 59.5퍼센트, 남성은

23.8퍼센트라고 한다.

태어날 때는 남녀 간의 골격에 큰 차이가 없으나 성장하면서 남아들은 남성호르몬의 영향으로 점차 몸무게와 근육량이 늘고 운동량이 많아져서 골량이 크게 증가한다. 그뿐만 아니라 같은 골량이라고 해도 성장하면서 뼈의 형태도 바뀌어 생역학적으로 훨씬 단단한 뼈를 만든다.

뼈가 외부의 힘에 버티는 힘인 모멘트는 통뼈인 경우에 반지름의 4승에 비례한다. 즉 외경의 반지름이 10밀리미터에서 1밀리미터 커진다는 것은 단순히 10퍼센트의 모멘트가 증가하는 것이 아니라 1.1의 4승, 즉 45퍼센트가 증가하는 효과가 생긴다.

호텔에서 식사를 하고 10퍼센트의 세금과 봉사료가 각각 붙은 영수증을 보면 메뉴판 가격표보다 1.21배가 더 나와서 비싸다고 느끼는데, 여기에 다시 1.1을 두 번 더 곱해 1.45배가 된다면 정말로 비싸게 느껴질 것이다.

청소년기에 얻어지는 이런 골격의 변화(장점)는 평생 유효하며, 이런 이유로 남자는 여자에 비하여 골다공증에 의한 사지골절의 빈도가 낮고 늦은 나이에 발생한다. 물론 남성이든 여성이든 나이가 들면서 점차로 피질골의 두께가 감소하며 피질골 자체의 골질도 다공성으로 인하여 취약하게 변한다.

추가로 여성은 폐경 후에 여성호르몬인 에스트로겐의 감소로 급격

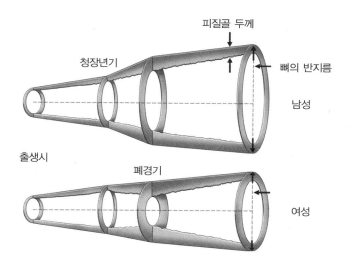

한 골소실을 가져오는데 일반적으로 단단한 피질골보다는 뼈 속에 존재하는 해면골의 표면적이 넓어 더 빨리 소실되며, 해면골이 풍부한 척추뼈에서 변화가 가장 빨리 나타나서 척추 골절이 잘 발생한다. 피질골에도 다공성과 같은 변화를 가져오기 때문에 여성의 골절 빈도가 남성보다 두 배가량 높다.

여성이 남성에 비해 장수하는 편이어서 그 효과는 더욱 크다. 따라서 85세 이상의 노인 골절은 여성일 가능성이 다섯 배 이상 높다. 여성이 장수하여 인구비율이 높고 고관절 위험도도 높기 때문이다.

남성이 여성보다
골절 사망률이 높다

몇 년 전 정년퇴직한 60대 중반의 O씨는 네 살짜리 손자를 안아 올리다가 무게 중심을 잘못 잡고 넘어지면서 심하게 엉덩방아를 찧었다. 일어나지도 못할 정도로 통증이 심해서 바로 병원을 찾았는데, 낙상으로 인해 고관절 주위 골절이 발생했으며 O씨의 골밀도 T-값은 −2.8로 중증 골다공증이라는 진단을 받았다.

노년기에 잘 발생하는 고관절 주위 골절(주로 대퇴골 경부 골절 혹은 전자간 골절을 의미함)은 여성에게서 더 많이 발생하는 것이 특징인데, 간과할 수 없는 것은 남성 골다공증 환자가 여성에 비하여 골절 후 사망률이 높다는 것이다. 남성의 경우도 나이가 들면서 대퇴골 골절의 빈도가 빠른 속도로 증가한다. 골절이 증가하는 연령은 남성이 여성보다 5~10세 정도 늦게 시작되지만 골절과 동반되는 합병증이 많아서 사망률이 여성에 비해 남성이 더 높다.

생물학적으로 여성이 위기 상황에서 더 잘 생존한다고 알려져 있는데, 고관절 골절 후에도 여성이 남성에 비하여 생존율이 1.3~1.5배 높은 것으로 나타났다. 고관절 골절 후 1년 내 사망률은 여성이 17.3퍼센트, 남성이 22.6퍼센트이다.

진료실에서 자주 경험하는 것은 어머니가 넘어져서 다친 경우에는 수술 후 딸이나 며느리가 완쾌될 때까지 외래에 잘 모시고 오는 반면, 아버지가 치료를 다 마칠 때까지 잘 모시고 오는 경우는 많지 않다. 병원을 더 이상 가지 않겠다는 아버지의 고집이 더 세서인지, 무관심 혹은 돌봐줄 가족이 없어서인지는 알 수 없으나 연구 목적으로 환자의 수술 후 결과를 조사하다 보면 확실히 할아버지들이 수술 후 통원 치료를 받으러 오는 외래 귀환율이 떨어진다.

외래 귀환율이 중요한 것은 한 번 넘어져서 고관절 주변에 골절이 생긴 사람은 그런 경험이 없었던 사람들에 비해 반대쪽 건강한 다리에 또 다시 고관절 주위 골절이 생길 확률이 다섯 배 이상 높으며, 재골절을 예방하려면 지속적인 생활 지도와 필요 시 골다공증 약제 투여가 권장되기 때문이다. 두 번째 골절이 반대쪽에 발생하면 걸음걸이도 더 나빠져서 침상에서 벗어나지 못하거나 휠체어를 탈 확률이 높아지며, 사망률 또한 1차 골절 때보다 높아진다.

이와 같이 남성은 여성에 비하여 골량이나 골격의 형태적 장점이 있음에도 불구하고 원인을 알 수 없는 특발성 골다공증이 발생하기도 하며, 특히 당뇨, 스테로이드제제 사용(천식, 피부병, 이식 등), 흡연, 지나친 음주, 류머티스 관절염, 비타민 D 부족, 호르몬 질환 등으로 인한 2차 골다공증이 발생할 수 있다.

매우 드물기는 하지만 훈련받던 군인이 다발성 척추 골절 등 폐경 후 골다공증에서 보이는 골절 양상으로 이송되어오는 경우가 있다. 골밀도 검사 상 Z-값이 −2.3이었다. Z-값은 50세 미만 남녀의 골밀도를 평가할 때 주로 사용하는데, 환자의 골밀도를 같은 연령대의 골밀도 평균과 비교한 수치이다.

Z-값이 −2 이하면 동일 연령대에 비하여 지나치게 골량이 부족함을 의미하는 '연령 기대치 이하'이므로 2차성 골다공증이 있는지 면밀히 검토해야 한다. 이 경우 훈련병은 피부병으로 오랫동안 스테로이드를 복용하고 있었다. 50대 이상에서는 물론 T-값이 중요한데, 이때도 Z-값이 −2 이하면 2차성 골다공증을 강력하게 의심해야 한다. 2차성 골다공증이란 병이나 약물 등으로 인해 뼈가 특별히 약해져서 골다공증이 발생한 경우를 말한다.

젊은 환자들의 경우 고령 환자들과 달리 칼슘, 비타민 D 투여와 전문 골다공증 제제 투여의 반응이 좋다. 하지만 최근 비스포스포네이트 제제의 장기 사용이 우려되고 있으니 2차 요인을 좀 더 철저히 규명하여 원인부터 치료할 필요가 있다.

조사에 의하면 음주량이 적고 규칙적인 운동을 하여 근육량이 상대적으로 많은 사람이 골밀도가 더 높은 것으로 밝혀졌다. 같은 골밀도를 가지고 있어도 근육량이 많으면 낙상 시 골절이 덜 발생하기 때문에 연령에 관계없이 규칙적인 운동과 더불어 근력 강화를 통해 정상 체중을 유지하는 것이 남성 골다공증 예방에 도움이 된다.

이와 함께 균형 잡힌 식습관을 생활화하고, 흡연과 음주는 되도록 삼가는 것이 좋다. 또한 담배를 피우거나 술자리가 잦은 중년의 남성이라면 골밀도 검사와 생화학적 골표지자 검사를 통해 뼈 건강을 확인하는 등 지속적인 관심과 관리가 필요하다.

금연을 하면 3개월 이내에 혈액순환이 좋아지고 폐기능이 증가하며, 1년이면 관상동맥 질환이 흡연자의 절반으로 감소할 뿐만 아니라 5년이면 뇌졸중에 걸릴 확률도 비흡연자와 같아진다. 각 보건소에서 금연 프로그램을 운영하고 있으니 혼자서 금연을 시도했다가 실패했다면 한번 상담을 받아보기를 권한다.

6장

뼈 건강을 지키는 영양소

혈중
칼슘 농도를 지켜라

50대 후반의 직장인 남성 K씨는 바쁜 업무 탓에 담배를 거의 끼고 산다. 식사는 외식으로 일관하면서 운동은 엄두도 못 내고 있다. 최근 사무실 집기를 들다가 허리를 삐끗한 이후로 허리에 통증을 느껴 하는 수 없이 병원을 찾았다가 척추압박골절이라는 진단을 받았다.

척추압박골절은 주로 골밀도가 낮은 폐경기 이후의 여성에게서 나타나는 경우가 많은데, 이와 같이 중년의 남성에게서도 드물게 나타날 수 있다. 골밀도가 낮은 이유로 잦은 음주와 흡연, 운동 부족, 지나친 커피, 식이 조절 실패로 인한 칼슘 섭취 부족 등이 원인일 수 있지만 K씨처럼 늘 외식을 하거나 음식을 짜게 먹는 습관도 골밀도의 적이 될 수 있다.

특히 한국인이 즐겨 찾는 외식 메뉴의 대부분은 나트륨 함량이 매우 높은 편이다. 중화요리, 칼국수, 탕류, 찌개류 등이 나트륨 함량이 높은 대표 메뉴로 꼽히고 있다. 나트륨은 체내 삼투압 조절, 영양소 흡수와 수송 등 생명 유지를 위해 반드시 필요한 물질이다. 하지만 매우 적은 양으로도 체내작용을 하는 데 충분하므로 나트륨 섭취를 줄일 필요가 있다.

음식을 짜게 먹으면 소금의 구성 성분인 나트륨이 많이 흡수되며 체액이 늘어나서 고혈압의 원인이 되기도 하는데, 우리 몸은 남아도는 나트륨을 소변으로 배출하는 과정에서 칼슘도 함께 잃어버리게 된다. 그러니 외식을 하더라도 맛을 보지도 않고 무조건 탕 그릇에다 소금부터 붓는 습관은 고칠 필요가 있다. 짜게 먹을수록, 그 기간이 길수록 전체적인 골밀도가 감소하기 때문이다.

그러면 칼슘은 인체에 어떤 역할을 할까? 칼슘은 우리 몸에 가장 많은 미네랄이며, 대부분이 뼈와 치아에 존재한다. 소량은 혈액과 체액에 녹아서 이온 형태로 여러 가지 중요한 생리적 화학 반응에 관여하는데 혈액 응고, 호르몬 분비, 근육의 수축과 이완 그리고 신경세포의 흥분과 신호 전달에 크게 관여한다. 가장 대표적인 것이 저칼슘혈증으로 나타나는 근육의 경련성 강직인데, 이때에는 작은 자극에도 신경이 잘 흥분되어 강한 근육 수축이 일어난다.

혈중 칼슘의 농도는 정밀하게 일정한 수치를 유지하고 있으며, 만약 이 농도가 지나치게 높거나 낮으면 심장이 멈추거나 의식이 없어지는 등 생명에 위험을 초래할 수 있다. 혈중 칼슘 농도가 낮아지면 우리 몸은 비상사태의 예비 단계가 발령되며, 비상사태에 빠지지 않으려고 부갑상선샘에서 부갑상선 호르몬을 분비하여 파골세포로 하여금 뼈를 녹여서 칼슘을 혈액으로 흘려보낸다. 또한 부갑상선 호르몬은 비타민 D의 활성화를 유도하여 장에서 칼슘이 잘 흡수되도록 돕는다.

한편 혈중 칼슘이 지나치게 높아지면 부갑상선 호르몬의 분비가 중단되고 파골세포를 위축시키는 호르몬인 칼시토닌을 분비하며, 신장에서 칼슘의 재흡수를 억제하여 칼슘을 소변으로 흘려보낸다. 이처럼 우리 몸은 혈중 칼슘 농도를 적정 수준으로 유지하기 위해 매우 정교한 기전을 가지고 있으며, 뼈는 칼슘의 저장고 역할을 하고 있다. 또한 칼슘 덕분에 뼈가 단단해지고 강해져서 무거운 몸을 지탱할 수 있는 것이다.

같은 양의 자외선에 노출되어도 피부에서 만들어지는 비타민 D의 양은 나이가 들수록 감소하기 때문에 나이 들어서 칼슘 섭취가 부족하면 혈중 칼슘 농도가 낮아지고, 우리 몸은 뼈에 저장된 칼슘을 녹여서 혈중 칼슘 농도를 유지하려고 한다.

이와 같은 현상이 지속되면 아무리 좋은 유전자를 가지고 있거나, 젊었을 때 좋은 골격을 가지고 있어도 자신도 모르게 서서히 뼈가 녹아 내려서(물론 일부분은 새로 만들어지지만 완전히 보충되지는 못한다.) 골다공증에 걸리며, 사소한 낙상으로도 심각한 골절이 발생할 수 있다. 드물지만 신장에서 칼슘의 재흡수가 잘 이뤄지지 않아서 소변으로 칼슘이 많이 빠져나가 골다공증이 발생하기도 한다.

특히 임신기와 수유기에는 칼슘 섭취가 매우 중요하다. 이 기간 동안 모체는 자신뿐 아니라 태아와 신생아의 성장 발달에 필요한 영양을 공급하기 위해 에너지와 영양소 소모가 많아지는 기간이다. 임부와 수유부의 신체에서는 하루 200~300밀리그램의 칼슘이 태반을 통해 태아에게, 또는 모유로 분비된다.

이 시기에 엄마가 칼슘을 부족하게 섭취하면 신체에서는 태아의 골격 성장에 필요한 칼슘과 인을 제공하고자 모체의 골격으로부터 필요 원소들을 빼앗아간다. 따라서 임신 기간 동안 칼슘 섭취의 부족은 태아의 성장 발달 및 모유 성분의 충족에 문제를 가져올 뿐 아니라 산모의 뼈 건강을 위협하고 임신성 고혈압을 유발하는 위험 인자가 될 수 있다.

수유 또한 여성의 골밀도를 일시적으로 감소시킨다. 연구에 따르면, 모유 수유가 추후 골다공증 위험을 증가시킬 정도로 수유부의 뼈를 소실시키는 것으로 나타났다. 수유부의 경우 젖으로 매일 210밀리그램의 칼슘을 배출하므로 요추 골밀도가 4~6퍼센트 감소하여 추후 골절 위험이 있는 부위에서 골 손실을 부추길 수 있다. 다행히 수유를 중단하면 1년 후에 손실된 골밀도가 완전히 회복된다.

임신과 수유기에 불충분한 칼슘 섭취와 나쁜 식습관을 유지하는 것은 임신과 수유 당시의 신체 건강뿐 아니라 추후 여성의 뼈 건강에도 부정적인 영향을 미친다. 따라서 임신기와 수유기에는 칼슘 섭취량을 늘리는 것이 좋다. 손실된 골밀도는 보충될지 모르나 일단 척추에 압박골절이 발생하면 다시 원형으로 되돌릴 수 없으며, 젊었을 때 발생한 척추 골절로 인해 훗날 추가적인 척추압박골절 발생의 빌미를 제공하기 때문이다.

칼슘이 많은 음식으로는 우유, 어류, 해조류, 두부 등이 있으며 비타민 D와 함께 섭취하면 그 효과가 좋다. 비타민 D는 간유, 등푸른 생선, 계란, 버섯 등에 많이 들어 있으며 햇볕에 있는 자외선의 도움으로 피부에서 많이 만들어진다.

음식으로
섭취하는 것이 더 좋다

 50대 중반의 김 여사는 오늘도
우유와 칼슘제를 챙겨먹는다. 권장량은 한 번에 한 알씩 하루 두 번
먹는 것인데, 골다공증에 좋다는 말에 여러 알씩 자주자주 먹는 편이
다. 그뿐만 아니라, 칼슘 함량이 높다는 음식도 열심히 챙겨먹고 우
유도 매일 1리터씩 마신다.

김 여사의 이웃인 50대 초반의 박 여사는 칼슘제를 챙겨먹지도 않
고 우유도 입에 맞지 않아 전혀 마시지 않는다. 아직 나이도 젊고 특별
히 뼈에 이상이 있는 것 같지도 않아서다. 평소 김 여사가 열심히 우유
와 칼슘제를 챙겨먹는 모습을 보며 유난을 떠는 것 같아 못마땅했다.

며칠 후 김 여사와 박 여사는 병원을 찾았다. 김 여사는 칼슘제 과
다복용에 의한 요로결석이었고, 박 여사는 골감소증으로 진단되었다.

이처럼 칼슘은 부족해도 문제가 생기고 약제로 지나치게 많이 복용해도 문제가 생길 수 있다. 칼슘을 음식이 아닌 약제로 먹으면 석회 침착을 일으킬 수 있으므로 과다하게 복용하지 않도록 주의해야 한다. 그러면 뼈 건강은 어떻게 관리해야 할까?

우리 몸의 각 장기를 잘 관리하려면 그 장기의 구성 성분을 이해하고 그 성분을 많이 섭취해야 한다. 뼈도 마찬가지다. 뼈는 앞에서도 소개한 바와 같이 주로 칼슘-인산염과 콜라겐으로 구성되어 있다. 철근콘크리트와 비교하면 콜라겐은 철근이고 칼슘-인산염은 시멘트, 자갈, 모래 혼합물이다. 건물의 탄성은 철근이 담당하고 하중은 콘크리트가 담당하는 것과 같이 우리 몸의 뼈도 탄성은 콜라겐이, 하중은 칼슘-인산염으로 구성된 무기질이 담당한다.

우선 앞에서 다루었던 칼슘부터 살펴보자. 우리 몸에는 약 1.5~2킬로그램의 칼슘이 주로 뼈와 치아에 존재하는데, 이는 뼈와 치아의 골격을 유지하고 단단하게 하여 몸을 지탱하고 움직이도록 지지대 역할을 해주고 있다. 칼슘의 또 다른 중요 기능은 신경 전도와 근육 수축이며 특히 심장 수축에도 중요한 역할을 한다.

칼슘은 식사를 통해서 외부에서 체내로 들어오는데, 식사량이 적거나 음식 중에 칼슘이 적으면 체내 혈중 칼슘이 부족하여 경련과 강직이 일어나며, 우리 몸은 이런 위기 상황을 극복하고자 칼슘의 저장고인 뼈를 녹여서 칼슘을 혈류로 흘려보내 그 농도를 유지한다.

칼슘은 유전적으로 결정된 최대 골량에 도달하도록 도와주어서 청소년기에는 뼈의 길이와 두께가 커지고, 30세 중반까지는 커진 뼈를 더 단단해지도록 만든다. 이렇게 크고 단단해진 뼈는 체중을 싣는 운동으로 단련되고 유지되는데, 여성의 경우는 폐경기 후에 골흡수 증가로 급격한 골소실을 경험하게 된다.

국민건강영양조사에 의하면 우리나라 사람들의 칼슘 섭취량은 권장량의 70퍼센트 수준이며 50세 이상의 성인은 하루 700밀리그램의 칼슘을 섭취하도록 권장하고 있는데, 골다공증 관련 세계 협회에서는 51세 이상의 여성과 71세 이상의 남성을 기준으로 1200밀리그램을 권장하고 있다.

칼슘을 약으로 보충할 때에는 일반적으로 탄산칼슘제제를 사용한다. 이 약제는 산성 환경에서 체내에 잘 흡수되기 때문에 위산이 나오는 식후에 복용하는 것이 좋으며, 한 번에 복용하는 것보다는 나눠서 복용하는 것이 좋다. 하지만 최근 여러 연구 결과에서 약으로 칼슘을 과다 섭취하는 경우 심혈관계 질환 발생 위험을 높인다고 전해진다. 종종 신장 결석, 요로 결석의 합병증도 발생하기 때문에 임의로 칼슘제를 복용하지 말고 의사와 상의한 후에 복용하는 것이 바람직하며, 가능한 한 음식을 통한 적정 양의 칼슘 섭취를 권하고 있다.

칼슘은 체내 흡수율이 30퍼센트밖에 되지 않는다. 하지만 흡수율이 적다고 해서 과하게 섭취하면 무기질 흡수를 방해하므로 섭취량을 늘리기보다 흡수율을 높이는 것이 중요하다. 대표적인 칼슘 공급원인 우유는 체내 흡수율이 높은 편이다. 칼슘 흡수를 방해하는 인산이 함유된 가공식품이나 카페인이 든 탄산음료를 과하게 섭취하는 것은 피해야 한다.

칼슘이 풍부하게 들어 있는 음식으로는 우유 등 유제품이지만 다량의 우유를 마시는 것은 지방 섭취가 증대될 수 있으니 칼로리 과다 섭취가 염려되는 경우라면 저지방 우유를 권장한다. 또한 등푸른 생선, 뱅어포, 멸치 등에도 칼슘이 많이 들어 있으며, 브로콜리, 견과류, 감귤류, 익힌 물미역 등이 좋다.

일반적으로 식물성 식품보다는 동물성 식품에 들어 있는 칼슘이 흡수가 더 잘 된다. 비타민 D는 식품에 들어 있는 칼슘을 우리 몸 안으로 흡수하는 데 반드시 필요하며, 지나친 탄산음료, 카페인, 섬유소, 음주, 흡연은 칼슘 흡수를 방해하므로 피해야 한다.

실제로 술은 FRAX(향후 10년간 골절 위험도를 추정하는 시스템)에서 하루 석 잔 이상 마시는 경우에 위험 인자로 계산된다. 탄산음료에는 인과 함께 설탕도 많이 들어 있기 때문에 나이가 들어서 습관적으로 탄산음료를 마시는 것은 되도록 피하는 것이 좋다.

그러면 우리 몸에 꼭 필요한 영양소인 칼슘은 누구에게나 보충이 필요할까? 적절한 칼슘 섭취량과 올바른 섭취 방법에 대해 살펴보자. 2010년도에 한국영양학회에서 추천한 칼슘 1일 섭취량은 다음과 같다.

1일 칼슘 권장량

(단위:mg)

구 분	여 자	남 자
6~8세	700	700
9~11세	800	800
12~14세	900	1,000
15~18세	800	900
19~49세	650	750
50세 이상	700	700
임산부	+280	
수유부	+370	

수년 전까지만 해도 여러 단체에서 하루 칼슘 권장량을 1200~1500 밀리그램까지 추천하였으나 최근에는 1000~1200밀리그램 정도로 낮추었다. 그 이유는 칼슘 투여가 소화불량, 오심 등의 위장관계 증상과 더불어 심혈관계 질환의 위험을 높인다는 보고가 나오기 시작했기 때문이다. 아직은 논란의 여지가 많으나 고령의 환자나 신장 질환이 있는 환자는 필요 이상의 칼슘을 섭취하지 않도록 주의해야 한다. 또한 신장 결석의 병력이 있는 환자도 칼슘을 약제의 형태로 복용하지 않는 것이 좋다.

대한골대사학회에서는 칼슘을 가급적 음식을 통해서 섭취하는 것을 권장하고 있다. 칼슘은 음식물만으로도 충분한 섭취와 흡수가 가능하다. 칼슘은 적정량을 섭취하는 것이 좋고, 적정량 이상 섭취하면

배설물을 통해 배출된다.

칼슘 섭취가 제대로 이루어지지 않는 경우는 소화 기능이 약해 음식물만으로 칼슘 섭취가 잘 되지 않을 때, 식사가 제대로 이어지지 않을 때, 칼슘이 들어 있는 음식을 섭취하지 않을 때다. 이러한 경우에는 따로 칼슘제를 섭취하는 것이 좋다.

식사로 충분하지 않을 때에는 부족한 부분에 한하여 약제로 복용하는데, 가능하면 아침저녁으로 나눠서 복용하는 것이 바람직하다. 칼슘이 많은 음식으로는 우유나 치즈, 요구르트 등의 유제품, 두부, 뼈째 먹는 생선, 브로콜리 등이 있다.

칼슘제제는 일반적으로 탄산칼슘 형태로 판매되는데 위산의 도움을 받아서 산성 환경에서 잘 분해되어 흡수된다. 따라서 식후에 복용하는 것이 좋다. 하지만 과거에 위절제술을 받았거나 위산 분비가 나쁜 환자는 구연산칼슘 형태의 정제가 좋다.

칼슘제 투여가 골다공증의 예방과 치료에 도움이 된다는 논문도 많고 그렇지 못하다는 반박 논문도 없지 않지만, 폐경 후 여성에게 적정량의 칼슘 보충은 골흡수를 억제하고 골소실을 줄일 수 있기 때문에 권장하는 것으로 결론짓고 있다.

분명히 칼슘은 부족해서도 곤란하고 과해도 부작용이 초래될 수 있으므로 칼슘제 투여는 골다공증을 치료하는 전문의와 상담 후 시작하는 것이 바람직하다.

자외선이
비타민 D를 합성한다

      비타민 D의 가장 중요한 역할은 장
에서 칼슘이 잘 흡수되도록 돕는 것이다. 산업혁명이 한창이던 영국
에서 아이들의 다리가 휘는 병이 갑자기 많이 발생하기 시작했는데,
처음에는 그 원인을 정확히 알 수 없었다. 밀집된 도시와 석탄 연소
로 인한 스모그가 주요 원인으로 지목되었으며, 이들이 햇볕 중에서
자외선을 차단하여 어린아이들에게 비타민 D 결핍증인 구루병이 발
생한 것이다. 결국 비타민 D가 풍부한 대구간유를 어린아이들에게 먹
여 이를 극복할 수가 있었다.

   20여 년 전에 귀순한 김만철 씨 일가족 중에 막내딸의 다리가 많이
휘어 있었다. 아마도 북한에서 지낼 때 영양실조로 구루병에 걸려서
다리뼈가 몸무게를 지탱하지 못하고 안짱다리로 휘어버린 게 아닌가

싶었다. 당시 그 아이는 우리나라에 와서 뼈를 수술로 부러뜨려서 바로 잡는 교정 절골술을 받았다.

이처럼 비타민 D는 어린 시절 뼈 성장에 반드시 필요한 영양소이며, 대부분 피부에서 햇볕의 자외선을 받아서 형성된다. 하지만 위도가 높은 지역에서는 부족한 부분을 음식으로 섭취해야 한다. 햇볕을 쪼일 기회가 적은 겨울철에는 비타민 D가 풍부한 목이버섯, 계란 노른자, 대두식품, 생선, 육류의 간, 우유, 치즈 등을 충분히 섭취해주는 것이 좋다.

성인들도 마찬가지로 장기간 햇빛을 보지 못하면 골연화증이 생기는데, 영화 〈빠삐용〉에서 주인공 스티브 맥퀸이 햇볕이 차단된 독방에 오래 갇혀 있다 보니 이가 빠지고 걷지 못할 정도로 쇠약해진 장면을 떠올리면 된다.

이 경우는 다소 지나친 사례이긴 하지만 비타민 D는 장에서 칼슘 흡수를 촉진하는 역할을 하기 때문에 폐경 후 여성들에게 비타민 D가 부족하면 부갑상선호르몬이 뼈를 녹여서라도 혈중 칼슘 농도를 유지하기 때문에 골다공증의 원인으로 지목되고 있다. 칼슘의 역할에 대해서는 앞에서 자세히 설명한 바 있다.

비타민 D는 자외선의 도움으로 피부에서 만들어지며 간에서 1차로 변환되어 저장형으로 바뀌고, 다음에 신장에서 다시 한 번 활성화되어 호르몬으로서의 기능을 발휘한다. 모든 호르몬이 그렇듯 활성형 비타민 D도 반감기가 짧다. 꼭 필요할 때 만들어져서 자기 역할을 마치면 금세 소멸되기 때문이다.

환자의 비타민 D 혈중 농도를 잴 때에는 저장형 비타민 D를 주로 측정하고 평가한다. 저장형 비타민 D의 반감기는 약 2~3주이다. 따라서 매일 햇볕에 노출될 필요는 없으며 주말에라도 충분한 야외 활동만 한다면 비타민 D 결핍을 막을 수 있다.

하지만 온몸을 꽁꽁 싸매고 얼굴에 선크림을 겹겹이 바른다면 피부에서 비타민 D가 만들어질 기회는 없다. 따라서 얼굴 같이 예민한 부위를 제외한 나머지 부분은 좀 햇볕에 그을리도록 하는 것이 바람직하다. 약 20~30분 정도만 노출해도 충분하며 피부가 약간 빨개지는 정도면 된다.

겨울철 위도가 높은 유럽 북쪽 지방에서는 햇볕만 좋으면 공원에서 윗옷을 벗고 일광욕하는 이들의 모습이 인상적이다. 이렇게 햇볕을 통해서 만들어지는 비타민 D는 신기하게도 피부에 자체 조절능력이 있어서 지나치게 만들어지지 않으며, 필요 없는 비타민 D는 생성과정에서 파괴된다.

활성 비타민 D를
늘려라

활성 비타민 D는 장에서 칼슘을 흡수해서 피 속으로 운반하는 특수 단백질을 조절하며 비타민 D의 농도가 낮으면 장에서 칼슘 흡수 능력이 낮아지고, 높으면 칼슘 흡수가 증가된다. 노인의 경우 식사량이 줄고 기름진 음식을 싫어하므로 비타민 D의 섭취량도 줄고, 햇볕을 쬘 기회도 적어진다. 같은 시간 햇볕에 노출되어도 피부에서 생성되는 비타민 D의 양도 젊은 사람에 비해 확연히 낮아진다. 설상가상으로 나이가 들어감에 따라 신장의 기능이 떨어지고 신장에서 만들어지는 활성형 비타민 D의 양도 점점 줄어든다. 결국 나이가 들수록 남녀 모두 혈액 속의 비타민 D의 농도가 점차로 감소하게 된다.

이런 이유로 골다공증을 예방하고 치료하는 과정에서 항상 칼슘과 비타민 D를 기본 약제로 투여하고, 거기에 골다공증 전문 치료제인 골흡수 억제제를 처방하도록 권장하고 있다. 과거에는 비타민 D 하루 권장량을 400 iu(international unit)로 정했는데 현재는 800~1000 iu로 늘렸다. 그 이유는 800 iu 정도를 보충해야 노인들의 골다공증성 골절이 유의미하게 감소했다는 보고가 늘고 있기 때문이다.

비타민 D는 근육의 항상성에 관여하며 운동 수행 능력을 향상시키기 때문에 노인들에게서 가장 위험한 낙상을 예방하는 데에도 큰 도움이 된다. 노화로 인한 활성형 비타민 D의 감소를 자연스러운 현상이라고 순응할 것이 아니라, 활발한 근력 강화 운동으로 근육과 뼈를 강화시켜야 한다. 또한 비타민 D가 풍부한 식품을 꾸준히 섭취하고 햇볕을 가까이 해서 활성형 비타민 D를 적정 수준으로 유지할 필요가 있다.

여성은 40대 정도부터, 남성은 50세 정도부터 저강도 운동보다 중강도 이상의 근력강화운동을 꾸준히 실행하여 골소실을 방지하고 골밀도를 유지하도록 노력하자.

지나치게 비타민 D를 많이 먹으면 부작용으로 과칼슘혈증이 발생할 수 있으나 일반적인 비타민 D 제제의 하루 권장량으로는 이런 부작용이 발생하지 않으니 염려하지 않아도 된다. 하지만 신부전 환자와 같이 활성형 비타민 D를 약제로 사용하는 환자는 과용량을 복용하지 않도록 주의해야 한다.

비타민 D는 그동안 체중 조절과는 연관이 없다고 알려져 왔으나 2014년 4월 미국 영양학회지에 발표된 연구 자료에 의하면 1년간 비타민 D를 하루에 2,000iu씩 투여 받고 혈중 비타민 D 농도가 정상으로 회복된 골다공증 환자들이 그렇지 못하거나 비타민 D를 투여하지 않은 환자들에 비해 체중이 더 많이 빠지고 특히 복부 지방이 감소했다고 한다.

　비타민 D을 고용량으로 투여할 경우 유방암, 직장결장암, 전립선암의 예방에도 효과가 있다고 보고되면서 한동안 북미 슈퍼마켓에서 비타민 D가 품절되는 일이 벌어지기도 했다. 또한 반가운 소식은 비타민 D가 치매 예방에 도움이 된다는 것이다. 2015년도에 발표된 논문에 따르면 성남에 거주하는 65세 이상의 노인들을 5년간 추적 관찰한 결과 비타민 D가 결핍된 군에서 경도인지장애와 치매 발생 가능성이 증가했다. 비타민 D는 세포의 성숙 과정에도 관여하기 때문에 이러한 여러 가지 좋은 효과가 있는 것으로 추정된다.

수입과 지출의
균형을 맞춰라

비타민 D는 대부분 피부에서 자외선을 받아서 콜레스테롤에서 생성되며 간과 신장에서 점진적으로 활성화된다. 자외선은 태양이 높게 뜰 때 많은 양이 지구 표면에 도달하기 때문에 여름철에는 겨울철에 비하여 체내 비타민 D 저장량이 많다. 하지만 저장 형태의 비타민 D의 반감기는 약 2~3주로 비교적 짧아서 여름철에 우리 몸에서 만들어진 비타민 D는 겨울까지 유지되지 않으며, 태양의 높이도 낮아져서 겨울철에는 비타민 D가 결핍되기 쉽다. 약 20퍼센트 정도는 음식을 통해서 공급되며 겨울철에는 특히 비타민 D가 많이 들어 있는 음식을 챙겨 먹는 것이 좋다.

또한 겨울철에는 추위를 막고자 노출이 거의 되지 않는 옷을 입기 때문에 피부를 통한 비타민 D 형성이 부족하므로 볕이 잘 드는 곳에서 시간 날 때마다 일광욕을 하는 것이 좋다. 또한 여름철에도 선크림을 많이 바르거나 큰 마스크로 얼굴 전체, 팔다리를 감싸면 비타민 D를 만들어내지 못하여 비타민 D 결핍이 생길 수 있다.

얼굴이 햇볕에 많이 노출되면 미용에 문제가 생길 수 있으니 얼굴은 가리더라도 다른 곳은 화상을 입지 않는 범위 내에서 30분 정도 햇볕에 노출시키면 좋다.

2005년도에 비타민 D 혈중 농도를 조사한 결과 우리나라는 60퍼센트 이상이 혈중 비타민 D 농도가 낮았으며, 세계 다른 나라보다도 결핍률이 높았다. 또한 2007년부터 2011년도까지 5년 동안 건강보험심사평가원 자료를 분석한 결과 비타민 D 결핍으로 진료를 받은 사람이 2007년도에는 약 1800여 명에서 20011년도에는 약 1만 6000여명으로 약 여덟 배가량 증가했으며 연평균 증가율이 81퍼센트였다. 그만큼 비타민 D에 대한 관심이 높아져서 진단과 치료를 시작한 것이라 생각된다. 비타민 D가 부족하면 장에서 칼슘 흡수가 줄어들며, 특히 칼슘 섭취가 적은 사람은 영향을 많이 받는다. 칼슘 섭취가 부족하면 혈중 칼슘 농도가 낮아지며 신경과 근육의 적정한 긴장도를 유지하기 위해 우리 몸은 뼈에서 칼슘을 빼내온다.

비타민 D는 체내 칼슘대사뿐만 아니라 근육의 강도를 유지하는 데에도 크게 관여하며 비타민 D가 부족한 사람은 같은 거리를 반복하여 걷는 운동이나 의자에서 일어나는 데 필요한 시간이 더 걸리고 낙상의 위험이 증가한다. 노인성 골다공증에서 낙상에 의한 고관절 주위 골절은 매우 위험하여 1년 내 사망률이 평균 20퍼센트이고, 80세 이상의 환자에서는 40퍼센트를 능가하고 있다. 따라서 비타민 D의 낙상 예방 효과 및 골다공증 예방과 치료를 고려하여 관련학회에서는 하루 권장량을 과거 400 단위에서 800~1000 단위로 올린 상태이다.

비타민 D는 우유, 등푸른 생선, 생선 간 등에 많이 있으며, 버섯에도 식물성 비타민 D가 있으나 효능은 떨어진다. 따라서 자라나는 어린이에게 필수인 칼슘, 비타민 D, 단백질을 공급하는 비타민 D 강화 우유는 아무리 강조해도 지나칠 것 없이 매우 좋은 식품이다. 하지만 최근에 우유가 남아돌아 젖소를 조기에 폐기 처분한다는 뉴스들이 나오고 있다. 정부 차원에서 국민들이 건강을 위해 우유 소비를 많이 할 수 있는 방법을 모색했으면 한다.

또한 비타민 D는 지용성 비타민이므로 지방 흡수에 이상이 있는 질환을 앓고 있는 환자(췌담도 및 간질환, 혹은 심한 설사 환자)는 근육 주사로 비타민 D를 보충해야 한다. 비타민 D 단독 제제는 제조 과정에서 단가를 맞추기 어려워 일반적으로 칼슘과 비타민 D 복합제로 판매된다.

비타민 D의 과다 섭취는 드물지만 고칼슘 혈증이란 무서운 합병증이 발생할 수 있기 때문에 환자 개인의 판단하에 장기간 과량을 복용하는 것은 바람직하지 않으며, 필요시 혈중 칼슘 농도를 주기적으로 측정하면서 투여를 지속하는 것이 좋다.

칼슘과 더불어 뼈의 주요 성분 중 하나인 콜라겐은 단백질의 구성 성분인 아미노산에서부터 만들어지지 때문에 단백질이 풍부한 균형 있는 식사로 결핍을 예방할 수 있다. 다이어트와 근육량 증가를 위해 동물성 단백질인 닭 가슴살만 지나치게 먹는 경우에는 소변에서 칼슘이 많이 빠져나가는 고칼슘뇨증이 생길 수 있으므로 항상 알칼리성 음식인 채소와 과일 그리고 식물성 단백질과 함께 섭취하는 것이 바람직하다.

콜라겐 생성에 관여하는 비타민 C는 수용성 비타민이므로 이론상 지용성 비타민에 비하여 쉽게 결핍이 생길 수 있지만, 과거 장기간의 항해 동안 신선한 야채나 과일이 부족하여 발생했던 괴혈병은 이제 드물고 항산화 효과를 보려고 고용량을 복용하는 사람들이 늘고 있다.

이와 같이 우리 몸의 뼈 유전자가 가지고 있는 잠재력을 충분히 발휘하려면 성장기에 충분한 칼슘, 비타민 D 그리고 단백질의 공급이 필요하며, 이런 과정을 통해 충분한 골량을 얻으면 훗날 폐경기 후에 골량이 다소 감소된다고 해도 노년기에 골다공증으로 인한 골절을 예방할 수 있다.

앞에서 골량을 통장에 찍힌 예금액과 비교한 적이 있는데, 예금액을 유지하려면 수입과 지출이 균형을 이뤄야 하며, 폐경으로 인해 갑자기 지출이 증가하면 골다공증 약제를 통한 지출 감소와 음식과 운동을 통한 수입 유지로 균형을 맞추도록 노력해야 한다.

7장

뼈 건강을 지키는 생활

근육을 키우면
뼈에 도움이 된다

30대 중반의 김 과장은 회사 창립기념
팔씨름대회에서 40대 중반의 박 부장과 붙었다. 평소에 박 부장한테
쌓인 게 많았던 김 과장은 이참에 통쾌하게 꺾어주리라 생각하며 비
장한 각오로 경기에 나섰다. 덩치로 보나 나이로 보나 김 과장이 유
리한 게임이었지만 결과는 예상과 달리 박 부장의 승리로 끝났다.
김 과장의 야무진 포부는 어이없이 무너지고 말았다. 알고 보니 박 부
장은 운동으로 다져진 숨겨진 몸짱, 근육맨이었다.

노출의 계절이 다가오면 흔한 말로 몸짱 만들기가 대유행이다. 여
성들은 다이어트로 날씬한 몸을 만들고 남성들은 운동으로 근육을 키
우려고 혈안이 되어 있다. 하지만 무리한 다이어트나 무턱대고 하는

운동은 뼈 건강에 도움이 되지 않는다. 멋진 몸매도 가꾸고 뼈 건강도 지키는 진정한 몸짱이 되려면 어떻게 해야 할까?

우선 근육은 크게 수의근과 불수의근으로 구분된다. 수의근(골격근)이란 의식적으로 힘을 쓰고자 할 때 근육이 수축되면서 운동을 가능하게 하는 근육으로서 상완 이두근(뽀빠이 팔뚝에서 위로 볼록 튀어나온 부분), 대퇴 사두근(동계올림픽 여자 500미터 스피드스케이팅 금메달리스트인 이상화 선수의 꿀벅지 근육) 등이 대표적이다.

불수의근은 개인의 의지보다는 자율신경계의 지배를 받는 근육이며 심장 근육(긴장하면 맥박이 뛰고 혈압이 올라감)과 장에 분포하는 근육(연동 작용으로 음식물을 아래로 밀어내림) 등이 있다.

우리 몸을 바른 자세로 유지하고 운동을 가능하게 하는 것은 수의근인 골격근인데, 많이 사용하면 강해지고 사용하지 않으면 약해지는 특성이 있다. 특히 다이어트를 한다고 식사를 거르면 우리 몸은 에너지원으로 지방 조직을 분해하기에 앞서서 근육 내 단백질을 분해하여 사용하기 때문에 주의를 요한다. 장기간 굶고 나서 체중이 줄었다고 좋아하지만 지방량은 그대로 있고 귀중한 근육만 축나는 것은 최악의 시나리오이다.

청소년기 남아는 안드로젠이라는 남성호르몬의 영향으로 근육량이 증가하고 골막에 있는 조골세포를 자극하여 뼈대가 굵어진다. 결과적으로 근육량이 늘어 체중도 증가하고 뼈도 튼튼해진다. 상대적으로 여아는 근육량이 적고 뼈 굵기도 가늘어서 훗날 폐경기가 오면 뼈도 약해지고 몸을 지탱하는 근육도 약해져서 자주 낙상하고 이로 인하여 심각한 엉덩이 뼈(고관절) 주위 골절의 위험에 노출된다.

노화와 비활동(석고 고정이나 침상 치료)에 의해 발생하는 골격근의 위축과 근력 감소는 근섬유의 크기가 줄어들어 외부에서도 근육의 크기가 감소한 것을 쉽게 알아볼 수 있다. 근력이 감소하면 외부로부터의 충격이나 부상 등에 쉽게 노출되며, 남성의 경우 자신감 상실 같은 정신적 위축을 동반하기도 한다. 이러한 근력 감소를 예방할 수 있는 저항트레이닝(근력운동)은 성인에게 있어 근육의 양과 근력을 쉽게 증가시키는데, 이는 근육의 위축이나 근력 감퇴의 예방에 매우 중요한 역할을 한다.

골격근은 우리의 일상생활에 꼭 필요한 걷고, 달리고, 들어올리고, 손으로 잡고, 말하고, 음식을 씹는 데 반드시 필요한 수의근이며, 저항운동은 수의근을 강화시켜 근력 향상과 더불어 근육이 커지는 근비대를 가능하게 한다. 저항운동으로 늘어난 근력과 근육은 뼈에도 좋은 영향을 미친다. 많은 연구에서 골밀도는 근육 양과 근력 사이에 양의 상관관계를 보여주고 있으며, 적절한 저항운동은 뼈의 크기를 늘리는 것으로 확인되었다.

앞서 기술한 바와 같이 뼈를 구부려서 부러뜨리려는 힘에 버티는 뼈 속의 저항력은 뼈 반지름의 4승에 비례하기 때문에 작은 양이라도 뼈가 굵어지는 것은 매우 유리한 변화다. 즉 저항운동으로 근육을 키우고 근력을 강화시키는 것은 근육뿐만 아니라 뼈를 굵게 하고 조밀하게 만들어서 좋은 결과를 가져온다는 결론이다.

　매일 저녁 식사 후에 산책하며 한 시간씩 걷는 운동도 좋지만, 틈틈이 저항운동을 곁들여야 뼈 건강에 도움이 되는 진정한 근육 운동이라고 할 수 있다.

운동으로
골량을 늘릴 수 있다

 골다공증에 좋은 운동은 주로 신체를 상하로 흔들거나 중력을 받는 체중부하 운동이다. 등산이나 걷기, 조깅 등 체중을 견디면서 실시하는 운동이 골다공증에 매우 좋은 운동 방법이라고 할 수 있다. 하지만 체력에 맞게 강도와 회수를 조절하여 무리가 가지 않는 선에서 실시하는 것이 좋다.

뼈를 튼튼하게 하고 뼈 성장에 도움을 주는 운동은 다양하다. 일반적으로 알고 있는 웨이트 트레이닝도 좋고 유산소 운동도 좋은데 성별과 나이에 따라서 운동 방법과 주의할 점이 조금씩 다르다. 오히려 남성들보다 여성과 아동의 경우에 더 신중한 접근을 요한다.

1. 아동의 경우 가장 중요한 점은 성장이다. 규칙적인 운동이 아동의

골밀도 증가에 긍정적인 영향을 미치며, 외상에 대한 저항성을 증가시킨다. 주 2~3회 하루나 이틀 걸러서 비연속으로 운동을 하면 좋은 효과를 볼 수 있다. 밀고 당기는 등의 간단한 운동이나, 무릎 관절을 많이 쓸 수 있는 뛰고 달리는 운동이 효과적이다. 운동 전, 중, 후에 충분한 수분을 섭취하는 것이 좋다.

2. 여성의 경우 규칙적인 근력운동이 건강을 증진시키고, 골다공증에 걸릴 위험을 줄이며, 운동 수행능력을 향상시킬 수 있다. 과거에는 남성들의 운동이라 생각하여 근력운동을 기피했지만 현재는 근력운동에 참여하는 여성의 수가 많아졌다.

   사실 남녀를 불문하고 근육의 생리학적 특성은 동일하므로 여자를 위한 근력운동 프로그램이 남자를 위한 프로그램과 달라야 할 이유는 없다. 주 2~3회 다관절 프리웨이트를 하는 것이 좋다. 스쿼트나 클린 등을 가벼운 무게로 꾸준히 하면 좋은 효과를 볼 수 있다.

3. 노인의 경우 아동을 위한 근력운동 프로그램과 기본적으로는 같다. 하지만 노인들의 운동에는 몇 가지 주의사항이 있다. 운동을 시작하기 전에 앓고 있는 의학적인 질환, 질병이 있는지 알아야 하고 운동 능력의 단계는 어느 수준인지, 또한 영양 상태 등은 어떤지 반드시 점검해야 한다.

최근의 연구들에서는 적절한 훈련 지침만 지킨다면 고령자들에게도 근력운동이 안전한 운동이 될 수 있다고 보고되고 있다. 70세 이상의 고령자도 걷기나 게이트볼, 골프 같은 운동을 계속하면 뼈의 칼슘량이 증가된다는 연구 결과도 있다. 주 2회 정도의 운동이 권장되며 추가적으로 적절한 영양을 섭취해야 한다.

특히 노인들에게 자주 발생하는 골다공증성 골절은 골밀도 이외에도 근감소가 중요한 위험 인자로 알려졌다. 낙상이 골절의 중요한 선행 요인이므로 근력 감소, 균형 감각의 저하는 당연히 독립된 골절 위험 인자가 될 수 있다. 근력 유지에 꼭 필요한 것은 적절한 근력운동과 함께 비타민 D를 충분히 보충하는 것이다.

근섬유 안에는 비타민 D 수용체가 있으며, 비타민 D는 근세포의 항상성과 근력 유지에 관여하고 있다는 사실을 잊지 말아야 한다. 결국 비타민 D는 근육과 뼈에 없어서는 안 될 요소이므로 주말에 햇볕을 쐬거나 상황이 여의치 않다면 음식이나 약을 챙겨 먹도록 하자.

근력운동은 각기 다른 모든 연령대의 남녀에게 안전하고 효과적으로 체력을 강화시키는 운동이다. 이러한 운동을 통해 자아상과 자신감은 물론 뼈 건강과 운동 수행 능력을 향상시킬 수 있을 것이다.

음식으로
골다공증을 예방할 수 있다

 골다공증은 누구에게나 찾아오는 노화의 한 과정이지만 나이가 들었으니 어쩔 수 없다고 단념하는 것은 조급한 판단이다. 노력 여하에 따라 얼마든지 예방할 수 있고 개선할 수 있다. 그 중요한 포인트가 바로 식사 방법과 생활 방식이다.

우리가 섭취하는 식품에서 칼슘 흡수율은 음식에 따라 다른데, 우유나 치즈 같은 유제품은 약 50퍼센트, 다시마나 등 해초류는 약 30퍼센트, 야채류는 약 18퍼센트 정도로 알려져 있다. 또 칼슘에도 여러 가지가 있는데 이온화가 되기 쉬운 것과 이온화가 되기 어려운 것이 있다. 우유나 치즈 등 유제품에 들어있는 칼슘은 이온화되기 쉬워 흡수율이 좋다. 멸치나 작은 생선은 먹어도 위에서 이온화가 된 칼슘만 장에서 흡수되므로 흡수율이 약 15퍼센트 정도다. 흡수율이 좋은 편은 아니지만 꾸준히 섭취하면 효과를 볼 수 있다.

음식물에는 여러 가지 다양한 영양소가 있다. 칼슘이 풍부한 식품을 섭취하는 것도 중요하지만 영양의 균형을 이루는 것도 중요하므로 여러 가지 음식에서 칼슘과 또 다른 미네랄도 함께 섭취하는 것이 바람직하다.

지나친 단백질 섭취는 칼슘 배출을 촉진한다. 단백질의 지나친 섭취는 애써 흡수한 칼슘을 소변과 함께 몸 밖으로 배출한다. 단백질 중에서도 메치오닌과 시스틴과 같이 환을 함유하는 아미노산의 작용 때문이다. 같은 아미노산 중에서 염기성 아미노산이라 불리는 '리진'은 다른 아미노산과 달리 칼슘 흡수를 돕는다. 우유와 치즈 등 유제품, 콩과 두부 등 대두 제품은 리진이 많은 식품이다. 더구나 칼슘도 풍부해 칼슘 흡수에 적합하다.

칼슘 흡수율을 생각할 때 중요한 것이 식품 중에 함유되어 있는 인산과 칼슘의 비율이다. 인산이 두 배 이상 많은 식품은 남은 인산이 장 속에서 칼슘과 결합하여 칼슘 흡수를 방해하기 때문이다. 원래 칼슘과 인산은 매우 결합하기 쉬운 성질을 갖고 있어 일단 결합해서 인산칼슘이 되면 섭취한 칼슘은 더 이상 흡수되지 않는다. 또 인산은 신장에서 활성형 비타민 D가 형성되는 것을 막아 칼슘 흡수를 이중으로 방해한다.

우리가 평소 즐겨먹는 청량음료나 인스턴트식품, 가공식품에는 인산염이 많이 첨가되어 있다. 가공식품에 치우친 식사를 하게 되면 인산 과잉으로 칼슘 부족 현상이 한층 커진다. 또한 나트륨은 고혈압에 해로울 뿐만 아니라 칼슘 대사에도 방해가 된다. 나트륨이 소변으로 배출될 때 칼슘도 함께 빠져나가기 때문이다. 음식의 간을 맞출 때 소금에만 의존하지 말고 식초 등 다른 방법을 이용하면 좋다.

칼슘 흡수를 도와주는 대표적인 영양소인 비타민 D의 원료는 '7-데히도로 콜레스테롤'이라고 불리는 콜레스테롤이다. 이 성분은 생선과 육류의 간, 버터, 계란 노른자, 어육, 우유 등에 많이 함유되어 있다. 이 성분이 음식물로 우리 몸에 들어오면 피부에서 햇볕 속의 자외선을 받아 비타민 D_3가 된다. 버섯에 함유되어 있는 에르코스테롤이라는 물질도 자외선을 받아 비타민 D_2가 된다.

체내에 들어온 비타민 D는 우선 간장의 효소작용으로 1차로 저장형으로 바뀌며 신장에서 2차 효소 작용으로 최종적으로 활성형 비타민 D가 된다. 이 활성형 비타민 D가 십이지장에서 칼슘 흡수를 촉진하는 것이다. 설탕과 같은 과당과 유당도 칼슘 흡수를 돕는다. 유당이 특히 좋으며 과당도 흡수에 효과가 있다.

우유 200밀리리터 한 팩을 섭취하면 200밀리그램의 칼슘을 보충하게 된다. 최근에는 우유에 칼슘을 첨가하여 한 병으로 300~400밀리그램을 섭취할 수 있는 유제품도 출시되고 있으므로 칼슘 첨가 우유를 마시면 칼슘제를 복용하는 것과 차이가 없을 만큼의 양을 쉽게 섭취할 수 있다.

치즈는 사람 몸에 필요한 영양소 대부분을 균형 있게 다량으로 함유하고 있고 치즈의 주성분인 단백질과 지방은 소화 흡수되기 쉬운 형태로 분해되어 있으며 비타민 A, 비타민 B, 미네랄 등이 풍부하게 들어 있다. 치즈에 함유된 칼슘은 어떤 식품보다 흡수율이 뛰어나다.

두부, 된장, 청국장 등 콩류를 하루에 20~50그램 정도 매일 즐겨 먹으면 폐경기 여성들의 갱년기 장애를 극복하는 데 도움이 된다. 콩류에 들어 있는 식물성 에스트로겐인 이소플라본을 매일 20~80밀리그램씩 섭취할 경우 갱년기 여성의 골밀도를 높이고 혈관 건강에 유익한 콜레스테롤의 혈중 농도를 증가시킨다는 임상 결과가 있다. 대두 제품의 이소플라본은 여성호르몬인 에스트로겐과 구조와 효과 면에서 비슷하다 하여 식물성 에스트로겐이라 불린다.

목이버섯은 체내에서 비타민 D로 바뀌어 튼튼한 뼈를 만드는 프로비타민 D를 다량 함유하고 있다. 또한 식물성 섬유량도 74퍼센트 이상으로 식품 중 으뜸이다. 또한 변비 개선이나 대장암 예방, 동맥경화 개선에도 효과적이다. 말린 목이버섯을 물에 불려 양파, 파프리카, 피망 등과 올리브유에 살짝 볶아서 섭취하면 저비용으로 가장 뛰어난 효과를 얻을 수 있다.

다시마는 회분(무기질)이 많은 강력한 알칼리 식품이다. 다시마 회분은 소화율이 79퍼센트나 되어 우유 중의 회분 소화율 50퍼센트보다 훨씬 높다. 다시마에는 칼슘이 다량 함유되어 있고 칼슘 흡수율도 매우 좋다. 또한 요오드와 알칼리성 무기질이 많아 고혈압 발생을 억제하는 효과도 있고, 혈압을 내리는 작용이 있으므로 자주 섭취하는 것이 좋다. 뜨거운 물에 살짝 데친 다시마를 초장과 함께 먹으면 당질의 대사를 억제하므로 가장 좋은 섭취 방법이다.

8장

골다공증을 부르는 환경

뼈 건강은
환경에 의해서도 결정된다

 많은 이들이 알고 있는 것처럼 뼈를 튼튼하게 하려면 칼슘 보충이 매우 중요하다. 칼슘 섭취가 불충분하면 뼈의 생성에 영향을 미친다.

식품에 따라서는 칼슘 흡수를 방해하는 식품도 있으므로 주의가 필요하다. 예를 들어 단백질은 우리 몸의 기초 영양소이다. 단백질이 부족하면 영양실조에 걸린다. 하지만 단백질을 지나치게 섭취하면 애써 보충한 칼슘을 소변으로 배출하게 된다. 소금도 마찬가지다.

그렇다면 뼈 건강은 유전일까? 외할머니의 허리가 굽어 있으면 어머니도 골다공증에 걸릴 확률이 높은 것이 사실이다. 어머니와 딸의 뼈를 비교해보면 어머니가 골다공증인 경우 딸도 뼈가 허약하다. 하지만 그렇다고 해서 딸도 어머니처럼 골다공증에 걸린다고 단정할 수는 없다. 골다공증에 걸리기 쉬운 체질이긴 하지만 후천적인 노력으로 얼마든지 극복할 수 있다.

최대 골밀도를 이루는 30~35세 때부터 평소 가까운 거리는 걸어다니는 습관, 출퇴근은 대중교통을 이용하고, 엘리베이터를 이용하는 것보다 하루 두 번 이상은 계단 오르내리기를 하는 것이 도움이 된다. 또한 하루 30분 정도 빨리 걷기나 달리기를 하고, 칼슘이 많은 음식을 꾸준히 먹는다면 충분히 골다공증을 극복할 수 있다.

지나친 술과 담배도 골다공증의 위험 인자다. 특히 여성이 흡연을 하면 뼈를 지키는 여성호르몬인 에스트로겐이 몸 안에서 빨리 분해되어 뼈를 약하게 한다. 지나친 음주도 소변으로 칼슘을 내보낸다. 스트레스와 과로 역시 호르몬 변화와 밀접한 연관이 있으므로 모두 뼈에 좋지 않은 영향을 미친다.

오랜 기간 병으로 누워 있어도 뼈가 약해진다. 지구에 살고 있는 우리는 무중력의 무서움을 알지 못하지만 우주 공간에서 오랜 시간 뼈에 몸무게가 실리지 않으면 뼈가 약해지고 얇아진다. 우주비행사가 우주비행에서 돌아와도 제대로 걸을 수 있는 것은 초기 우주비행사의 쓰라린 경험을 바탕으로 우주선 안에 있는 동안 매일 열심히 특수기구를 이용하여 운동을 하기 때문이다.

최근 병원 치료에서 수술 후나 출산 후에 되도록 빨리 침대에서 일어나 걷도록 유도하는 것 역시 이와 관련이 있다. 오랫동안 누워 있는 것이 인체에 악영향을 미치기 때문이다.

이와 같이 한 번 약해진 뼈를 회복시키려면 수년간 엄청난 수고와 노력이 필요하다. 그러므로 어떤 조건에서도 뼈가 소실되지 않도록 주의해야 한다.

여성에 비해 상대적으로 발생 빈도가 낮지만 최근 남성의 골다공증 사례도 날로 증가하고 있다. 지나친 음주와 흡연, 잘못된 생활습관, 만성 질환이나 다른 질환으로 인한 약물 복용 등이 주요 원인으로 꼽히고 있다.

이제 골다공증이 여성들만의 질환이라는 인식에서 벗어나서 우유, 다시마, 목이버섯 등 칼슘이 많이 함유된 음식을 섭취하고, 야외활동으로 적당히 일광욕을 즐기며, 꾸준한 운동으로 뼈 관리를 한다면 100세 시대에 걸맞게 좀 더 즐거운 노후를 즐길 수 있을 것이다.

때로는 골절상을 입고 치료를 마쳤음에도 보행 장애를 갖게 되는 경우가 있다. 일반적으로 젊고 건강한 사람이 골절 치료와 재활 치료를 거쳤다면 정상적인 보행이 가능해야 하지만 뼈와 근력이 모두 약한 노인 환자의 경우 쉽게 회복하기 어려우며, 엉덩이 뼈(고관절) 주변 골절 환자는 4분의 1 정도만 골절 이전의 보행 상태로 회복된다.

53세 여성이 폐경이 되어서 골밀도 검진을 받고자 병원을 찾았다. 이 환자는 5년 전에 산에서 내려오다가 넘어져서 오른쪽 발목이 부러진 적이 있다고 했다. 환자의 척추와 양측 고관절의 골밀도를 조사한 결과 척추나 왼쪽 고관절의 골밀도는 T-값이 −1.2였으나 우측 고관절의 골밀도는 더 낮아서 T-값이 −2.5를 나타냈다. 이 환자는 왜 우측만 골밀도 수치가 더 낮게 나온 것일까?

우주 비행사는 무중력 상태에 있을 때 월평균 2~3퍼센트의 골소실이 오며, 골절 등으로 인해 체중 부하를 하지 못할 때(깁스 고정 치료, 침상 가료) 그리고 치료 후에도 통증으로 인해 체중 부하를 잘 하지 못할 때 지역적으로 골소실이 나타나며 이를 국소적 골다공증이라고 부른다.

이와 같은 국소적 골다공증은 치료 후 체중 부하를 다시 시작하면서 서서히 회복되지만 일부 환자는 평생 골밀도가 회복되지 않고 좌우가 서로 다른 경우가 있다. 이 환자는 골절 치료 후에도 걸을 때 오른쪽 발목이 아파서 그쪽으로는 충분히 딛지 못했다고 한다. 한쪽이라도 골밀도가 낮으면 골다공증으로 평가되며, 서둘러 골다공증 전문 치료제를 투약하는 것이 좋다.

이와 같이 환자의 저에너지 손상에 의한 골절력은 어머니의 고관절 주위 골절력과 함께 (향후 발생할 수 있는) 골다공증성 골절의 중요한 위험 인자이다.

또 다른 환자의 사례를 들어보자. 40대 남성 환자가 진료실을 찾아왔는데 최근에 넘어져서 손목뼈가 부러졌다고 했다. 사고 경위를 자세히 물어보니 사소한 낙상에 의한 골절이었다. 40대 남성의 경우 단순 낙상으로 인한 골절은 잘 발생하지 않기 때문에 골밀도 검사를 실시했다. 그 결과 척추 골밀도가 의외로 낮아서 Z-값이 -2.1이었다. 해당 연령대의 평균에 비해 표준편차 두 배 이상 낮은 수치다.

Z-값이 -2 이하면 골밀도가 기대치에 많이 미치지 못한다는 의미로 사용하며, 50세 이상의 환자는 T-값이 -2.5 이하일 때, 50세 미만의 환자는 Z-값이 -2 이하일 때 적극적인 치료가 필요하다.

결국 골밀도가 매우 낮은 원인을 찾아야 했다. 상담을 해보니 이 환자는 10년 동안 지하상가에서 휴일도 없이 계속 근무하는 바람에 비타민 D 부족으로 골연화증과 함께 골밀도가 크게 감소된 상태였다. 환자에게 충분한 양의 칼슘과 비타민 D를 처방하고, 2차 골절(골다공증성 골절이 발생한 환자에게 새로이 또 다른 골절이 발생하는 골절)을 예방하고자 비록 의료 보험의 혜택을 받을 순 없지만 골다공증 전문 치료제를 단기간 처방했다.

이 환자의 경우와 같이 업무상 햇볕이 전혀 들지 않는 지하에서 일하는 사람은 비타민 D가 결핍되지 않도록 세심한 주의를 기울여야 한다. 2~3교대 형태로 근무하는 이들도 야간 근무만 몇 개월씩 지속하는 것은 여러 가지로 바람직하지 않다. 햇볕이 좋은 날은 야외 활동을 하면서 업무 스트레스도 풀고 피부에서 비타민 D도 생성하며 체중 부하 운동을 하는 것이 좋다.

스트레스도
원인이 될 수 있다

스트레스가 골다공증의 원인이 될 수 있다고 하면 대부분의 사람들은 의아해할 것이다. 하지만 건강에 악영향을 끼치는 스트레스는 뼈 건강에도 문제를 일으킬 수 있다. 몸에 스트레스가 쌓이면 신체적으로나 정신적으로나 여러 가지 변화가 오는데, 심한 스트레스로 식이조절 장애의 일종인 거식증에 걸리면 월경이 중단되고 젊은 나이에도 골다공증이 발병할 수 있다.

스트레스로 인하여 우울증이 심해지면 인터루킨이라는 면역조절 인자가 많이 형성되는데, 이는 골흡수를 담당하는 파골세포의 증식을 촉진시킨다. 또한 스트레스를 많이 받으면 속이 쓰리고 소화도 잘 안 되는데, 궤양 치료제 중 위산 분비를 줄이는 약은 골다공증을 잘 일으킨다고 알려져 있으며 제산제도 장기간 복용하는 경우에는 칼슘의 흡수를 억제한다.

　우리 몸은 스트레스를 받으면 위기 호르몬의 일종인 스테로이드 호르몬의 분비가 증가한다. 이로 인해 칼슘의 흡수는 줄고 소변으로 칼슘 배출이 증가하며 조골세포의 골형성이 억제되어 골다공증이 잘 유발된다.

　이와 같이 스트레스는 골다공증뿐만 아니라 만병의 근원이지만 현대사회에서 스트레스를 받지 않고 살기란 참으로 어렵다. 결국 쌓이는 스트레스를 어떻게 현명하게 해소하느냐가 사회적으로나 개인적으로나 즐거운 삶을 사는 지름길이 아닐까 싶다.

　스트레스를 덜 받도록 노력하되 어쩔 수 없이 스트레스를 받았을 때에는 운동이나 취미활동 등으로 활발하게 몸을 쓰는 여가 생활을 하면서 스트레스를 풀어주는 것이 신체와 정신 건강에 도움이 된다. 환경이나 성격 등 여건이 여의치 못할 때에는 주위에 알려서 도움을 받거나 서로에게 좀 더 관심을 갖고 함께 해결할 수 있도록 노력해야 할 것이다.

　이와 같이 골다공증은 환경적인 요인의 영향을 많이 받는다. 많은 성인병이 그렇듯이 골다공증도 유전적인 요소가 강하다. 쉽게 얘기해서 유산을 많이 물려받은 사람은 평생 큰 부족함 없이 살 수 있지만, 유산을 많이 받지 못한 사람은 노년을 대비하여 젊었을 때 열심히 벌어두어야 훗날 큰 걱정 없이 지낼 수 있다. 부모 중 한쪽이 골밀도가 낮을 경우 자녀가 낮은 골밀도를 나타낼 위험은 4.3배, 그리고 양친이 모두 낮은 골밀도를 가진 경우 자녀가 낮은 골밀도를 가질 위험은 8.6배로 증가한다.

배우자를 고를 때 외모나 집안 환경도 중요하지만 튼튼하고 건강한 신체를 가지고 있는지 짚어볼 필요가 있다. 텔레비전 사극에서 중전을 간택할 때 규수의 엉덩이가 크고 후덕하여 후손을 잘 낳을 것 같다는 대왕대비전의 이야기가 단골로 등장하는데, 아마도 골반이 크면 아이를 낳을 때 산도가 넓어서 왕의 후손을 잘 낳을 것으로 평가되는 게 아닌가 싶다. 과거에는 출산이 매우 위험한 과정이었고, 출산 중에 사망한 왕비로는 인도 타지마할의 주인공 뭄타즈 마할이 있다.

골밀도에 대한 유전적 성향은 일치된 결과를 보이는데 반하여 골소실에 대한 유전적 영향은 아직 확립되어 있지 않다. 따라서 나쁜 유전자로 인해 골밀도가 낮다고 푸념만 할 것이 아니라 폐경 후에도 골소실이 최소화되도록 미리미리 노력을 기울여야 한다. 유산이 적다고 푸념만 할 것이 아니라 지출을 줄이고 수입을 좀 더 늘리는 방법을 강구해야 하는 이치와 같다.

질병으로 인한
골다공증도 있다

뇌하수체가 커져서 ACTH라는 부신피질을
자극하는 호르몬을 지나치게 분비하여 일어나는 질병인 쿠싱병은
골다공증을 유발한다. 이 호르몬은 종양과 외상, 수술 등으로 신체가
스트레스를 받을 때 많이 분비되는 호르몬이다. 젊은 사람도 이 병에
걸리면 뼈가 부스러지고 물러져서 마치 노인과 같은 중증 골다공증이
된다. 쿠싱병은 칼슘 흡수가 나빠지고 칼슘이 소변으로 자꾸 배출될
뿐만 아니라 조골세포를 억압하여 골형성을 막기 때문에 나이와 관계
없이 골밀도가 줄어들고 골다공증이 되는 것이다.

류머티스 관절염도 골다공증을 일으키기 쉬운 병이다. 관절을 움직
이면 아프기 때문에 관절의 움직임이 줄어들고 그로 인해 운동이 부
족하여 점점 뼈가 약해진다. 이 병은 관절 부근의 뼈가 약해지고 파괴

되는 것이 특징이다.

선천적으로 난소 기능이 나빠져서 여성호르몬을 만들지 못하는 병도 있다. 터너증후군이라 불리는 이 병의 특징은 키도 별로 크지 않고 월경이 시작되지 않는다. 이 질병 역시 젊을 때부터 뼈가 약해지고 얇아진다.

지나치게 식사량을 줄이거나 가정과 회사 일로 과민하여 식욕이 없어지는 것이 계기가 되어 아무것도 먹지 않은 상태가 오래 지속되는 병을 신경성 식욕부진증이라 한다. 특히 사춘기 여성에게 잘 나타나는 병이다. 대개 전체적으로 영양이 부족하고 몸무게도 극도로 줄어들어 월경이 없어지기도 한다. 결국 여성호르몬 분비가 부족해서 뼈가 약해지고 골다공증이 된다.

소화기관의 문제로 골다공증이 유발되기도 한다. 칼슘은 장에서 흡수되므로 소화기관이 좋지 않으면 골다공증이 생기기 쉽다. 설사는 먹은 것이 그대로 장을 지나쳐버리는 증상이니 칼슘 흡수도 당연히 나빠진다.

만성 설사나 식물성 단백질인 글루텐이 장을 통과하면 반드시 설사를 일으키는 스프루라는 병 등으로 인해 골다공증이 일어나는 경우가 많으므로 주의가 필요하다. 또한 췌장에서 분비되는 췌장액은 소화흡수를 도와주는 작용을 하는데, 췌장염에 걸리면 칼슘 흡수가 잘 되지 않는다.

수술 후에 뼈가 약해지는 경우도 있다. 양쪽 난소를 모두 제거하는 수술을 받으면 여성호르몬인 에스트로겐의 분비가 더 이상 되지 않기 때문에 조기 폐경으로 인한 골다공증이 발생한다. 월경이 없어지므로 갱년기 여성과 같은 상태가 되어 젊은 나이에도 골다공증에 걸릴 가능성이 높은 것이다. 이 경우 에스트로겐 치료로 뼈가 약해지는 것을 막을 수 있다.

또 뇌하수체에 생긴 종양을 제거하는 수술을 하면 뇌하수체에서 나오는 낭포자극호르몬과 황체자극호르몬이 없어지므로 간접적으로 난소의 기능을 감소시키고 에스트로겐 분비를 적게 한다. 이때는 뼈가 제대로 회복되기까지 적절한 조치를 해야 한다.

우리가 음식물로 칼슘을 섭취하면 위에서는 그다지 흡수되지 않지만 십이지장과 소장에서 비타민 D의 도움을 받아 비교적 효과적으로 흡수된다. 이런 점에 유의하여 수술 후에 칼슘을 흡수하는 장기에 영향이 미치는지를 판단하여 원활한 칼슘 공급에 신경 써야 한다.

각 장마다 칼슘과 비타민 D의 중요성에 대하여 지나치게 반복하여 강조한 감이 없지 않다. 그만큼 뼈 관리에 있어서 그 중요성을 간과할 수 없기 때문이다. 특히 날씨 좋은 날 건강하게 운동을 하면서 피부에서 비타민 D가 형성될 수 있도록 아이들의 뼈 건강은 물론 성인도 뼈 건강에 각별히 신경 쓰도록 하자.

9장

골다공증과
골절

뒷북치지 말고
있을 때 지켜라

골절이란 일반적으로 외력에 의해서 뼈의 연속성이 파괴될 때로 정의된다. 긴 막대기처럼 생긴 팔다리뼈는 피부에서 잘 만져지고 골절이 일어나면 부러진 곳이 아프고 흔들거리기 때문에 쉽게 골절을 인지할 수 있다. 하지만 척추뼈는 몸 깊숙이 존재하고 원주 모양으로 되어 있어서 무거운 물건을 들거나 추락 등 수직 압박 충격을 받을 때 앞쪽으로 주저앉기 때문에 겉으로는 그 변화가 잘 감지되지 않는다.

통증이 동반되면 골절이 발생한 것을 쉽게 알 수 있지만 장기간에 걸쳐서 서서히 척추압박골절이 진행되는 경우에는 잘 모르고 지나가는 경우도 많다. 또한 특별히 기억나는 외상이 없어도 반복되는 노동이나 운동으로 인해 스트레스 골절이 올 수도 있다.

40대 초반의 K씨는 건강을 위해 몇 달 전 마라톤을 시작했다. 마라톤 동호회에 가입하여 일주일에 2~3일 회원들과 함께 달리기를 했다. 두세 달이 지나서 어느 정도 자신감이 생기자 마라톤대회 하프 코스에 출전한 K씨는 처음으로 완주의 기쁨을 누렸으나, 이후 발등 통증에 시달려야 했다. 정형외과를 찾은 그는 피로골절이라는 진단을 받았다.

이와 같이 갑작스럽게 운동을 많이 할 경우 발생하는 피로골절은 스트레스 골절의 대표적인 사례이다. 건강한 뼈는 튼튼해서 일상의 하중으로는 잘 손상되지 않을 것으로 생각하지만 실제로는 일상의 하중으로도 미세한 금이 자주 발생한다. 다만 우리 몸에 있는 파골세포와 조골세포로 구성된 골 재형성 조직이 흠집을 없애고 새로운 뼈를 만들어주기 때문에 잘 느끼지 못하는 것이다.

만약 반복되는 손상이 이런 재형성 능력의 범위를 벗어나면 건강한 뼈도 피로골절을 일으킨다. 나이가 들어서 뼈 자체가 취약해지면 일상의 하중으로도 스트레스 골절이 발생하며 이런 경우를 특별히 부전골절(뼈의 강도가 충분하지 않아서 반복되는 약한 일상의 하중에도 부러지는 경우)이라 부른다. 골다공증으로 인하여 척추뼈가 서서히 내려앉는 것이 부전 골절의 대표적인 사례이다.

나이 들면서 뼈는 약해지기 마련인데, 우리 뼈는 하중선을 따라서 만들어지거나 유지되며 이를 '울프의 법칙'이라고 부른다. 몸 안에 뼈가 얼마 남지 않는다면 가장 힘을 많이 받는 구조물만 끝까지 남고 하중을 적게 받는 구조물은 서서히 사라진다. 따라서 나이가 들면서 평소에 사용하지 방향으로 하중이 걸리면 잘 부러지는데, 대표적인 것이 낙상에 따른 충격이다.

나이가 들면 다리뼈는 걸음을 걷기 위한 최소한의 뼈를 제외하고는 사라진다. 뜻하지 않은 사고로 인해 취약한 측면으로부터 하중이 걸리면 뼈가 부러질 수밖에 없는 것이다. 따라서 젊었을 때서부터 꾸준히 근력운동을 통해 근육과 뼈에 큰 하중을 걸어줘야 나이가 들어서도 근력과 뼈의 소실을 줄일 수 있다.

앞에서도 언급했지만 저녁 식사 후 동네를 산책하는 것은 체중 조절과 성인병 예방에는 도움이 될지 모르지만 뼈와 근육을 위해서는 좀 더 하중이 실리는 운동을 해야 한다. 오래 걸으면 다리 근육도 생기고 혈당, 혈압도 잘 조절되기 때문에 걷기는 매우 좋은 운동이지만 조금 더 신경을 써서 강한 힘이 들어가는 전신 운동을 30~40대부터 습관화해보자.

뼈는 일반적으로 30대 중반까지 꾸준히 증가하며 그 이후 1년에 약 1퍼센트 정도로 서서히 감소한다. 여성은 폐경 직후 여성호르몬의 감소로 수년간에 걸쳐서 연간 3퍼센트 이상의 뼈가 소실되다가 안정화되면서 다시 연 1퍼센트 전후로 뼈가 소실된다.

앞서 얘기했듯이 은행 대출금을 예로 들어 비교해보자. 같은 5퍼센트 이자율이라고 해도 대출금액이 많으면 갚아야 할 돈이 많아지고, 대출금이 줄어들면 적게 갚으면 된다. 같은 이치로 폐경 직후에는 골량이 비교적 풍부한 상태인데, 연간 3퍼센트씩 빠진다면 이는 엄청난 양이다. 60~70대에는 골량이 부족하여 뼈 관리를 시작하는데, 골흡수 억제제를 복용하면 첫해에는 골밀도 회복이 좋아도 해를 거듭할수록 그 효과의 폭은 줄어든다. 따라서 몇 년간 골흡수 억제제를 먹어도 연간 1~2퍼센트의 골량을 꾸준히 올리기란 쉽지 않다.

골량이 많을 때 연간 3퍼센트를 잃어버리고 적게 남은 상태에서 연간 1~2퍼센트를 올리려고 한다면 분명히 질 수밖에 없는 게임이다. 따라서 많은 양을 가지고 있는 젊은 시절에 골량과 근육량을 지키는 지혜가 필요하다.

암보다 무서운
고관절 주변 골절에 주의하라

골다공증에 걸리면 어느
부위의 뼈가 가장 많이 부러질까? 가장 대표적인 것이 척추뼈다. 하
지만 많은 경우에 있어서 서서히 뼈에 금이 가고 모양이 찌그러지지
때문에 잘 느끼지 못하고 있다가 동료나 주변 사람들로부터 "최근에
등이 많이 굽었다."는 얘기를 듣고서야 병원을 찾거나 건강검진을 하
다가 우연히 골다공증성 척추 골절 진단을 받기도 한다.

일단 척추뼈가 한 마디라도 부러지면 몸무게가 조금씩 앞으로 쏠리
고 그러면 나머지 척추뼈들이 더 큰 부하를 받는다. 그래서 척추뼈가
여러 개 부러진 사람들은 골다공증 약을 먹어도 골절 예방 효과가 반
감되고 만다.

다행히 대부분의 골다공증성 척추 골절은 압박골절의 형태를 띠며

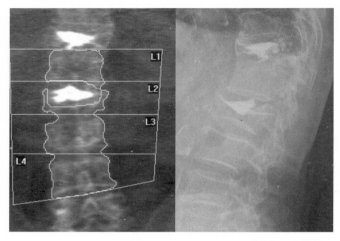

87세된 여자 환자이며 심한 골다공증으로 척추에 압박골절이 두 마디에서 발생하여 제12 흉추와 제2 요추에 시멘트를 주입한 상태임. 좌측은 DXA 골밀도 검사지에서 보이는 소견이며, 우측은 척추 측면 사진으로 압박된 척추체가 잘 보이며 시멘트가 주입된 흔적이 관찰된다.

뒤쪽에 있는 척수나 신경근을 잘 손상시키지 않기 때문에 수술을 요하는 경우는 많지 않다. 하지만 신경 증상이 나타나는 경우에는 감압술과 고정술이 필요한 경우도 있다. 또한 압박골절과 함께 통증이 심한 경우에는 척추에 뼈 시멘트를 주입하여 통증을 완화시키기도 한다.

손목 골절은 주로 넘어질 때 손으로 땅이나 바닥을 짚으면서 발생하며 대부분 응급실에서 부러진 뼈를 바로잡고 석고로 약 6~8주간 고정하면 치유된다. 그러나 많이 어긋나거나 분쇄가 심한 경우에는 다시 어긋날 확률이 높아서 최근 들어 수술하는 경향이 늘고 있다.

고령의 환자가 잘 사용하지 않는 쪽 손목을 다쳤다면 다소 어긋나 있더라도 꼭 수술까지 필요하지 않을 수 있으나, 최근 환자들의 생활 수준이 높아지고 건강에 대한 욕구가 강하여 수술을 원하는 경우가 많다.

나이가 들면 다리 근력도 떨어지고 시력도 나빠지며 때론 심장병이나 파킨슨 병 등으로 인하여 보행이 부자연스럽고 어지럼증을 호소하기도 한다. 이럴 때 낙상을 하면 주로 옆으로 넘어지면서 골반 뼈를 땅에 부딪치면서 고관절 주위 골절이 발생한다. 대퇴골(허벅지 뼈) 경부와 전자부 골절을 일반적으로 고관절 주위 골절이라고 부른다.

고관절 주위 골절은 우리나라에서 연간 약 2만 건이 발생하며, 주로 70세 이상의 고령자에서 발생하고 동반된 성인 질환도 많아서 치료 결과가 좋지 못하다. 대부분 수술 치료를 요하는데 수술 후 1년 사망률이 평균 20퍼센트, 80세 이상은 약 40퍼센트로 매우 높다.

이외에도 넘어지면서 손을 짚을 때 버티는 힘이 충분하지 않으면 구르면서 어깨를 바닥에 부딪치게 되며 이런 경우에는 상완골 근위부(어깨 관절에서 팔 쪽으로 바로 아랫부분)에 골절이 잘 발생한다. 또한 넘어지면서 다리가 비틀어지는 경우에는 경골(정강이 뼈)에 회전력이 가해져서 긴 나선형을 골절을 잘 일으킨다.

골절 중에서도 특히 주의해야 할 골절은 고관절 주위 골절이다. 고관절 주위에 대퇴골 경부나 전자부에 골절이 발생하면 매우 심하게 아프기 때문에 환자가 꼼짝 못하고 누워 있어야 하는데, 너무 아파서 침상에서 자리를 고쳐 눕는 것조차 쉽지 않다. "고인 물은 썩는다."는 말이 있다. 사람도 한 자세로 오래 있으면 혈액순환이 나빠지며 모든 생리 작용이 둔화된다.

폐에는 가래가 잘 고이고, 다리로 내려간 피는 잘 돌지 못하며, 피부는 한 곳이 계속 눌리면서 손상을 입게 된다. 결국 폐렴, 정맥 혈전과 폐색전, 피부 괴사, 욕창 등의 합병증으로 사망하게 된다.

이와 같은 합병증을 예방하려면 조기에 수술을 진행하여 부러진 곳을 바로잡고 단단히 고정하거나 인공 관절로 바꿔줘야 하는데, 그리 만만치가 않다. 대부분 70세를 넘긴 고령자에게 발생하기 때문에 동반된 성인병이 많고 마취의 위험도 높아 각종 검사로 보통 하루 정도를 소진하는 경우가 많다.

10년 전만 해도 주요 환자 연령층이 70대 중반이었는데 그동안 평균수명이 늘어나면서 최근에는 80대 초중반 환자가 부쩍 늘었다. 그만큼 정형외과 의사들은 과거보다는 더 취약해진 환자와 뼈를 치료하게 된 것이다.

성공적으로 수술을 마쳤다고 해도 이미 고령이 되어 다치기 전에도 걸음이 시원찮았던 할머니, 할아버지들이 잘 걸을 리 만무하다. 회복하는 데만 수개월이 걸리고(그중 일부는 걷지도 못한 채 사망하고) 약 절반가량은 걸음걸이가 완전히 회복되지 않아서 결국 보행기나 지팡이에 의존하여 생활해야 한다. 결국 겨우 4분의 1 정도만 골절 이전의 보행 상태로 회복되는 셈이니 얼마나 무서운 병인가.

골다공증 약제도 많이 개발되고 수술치료 방법도 많이 개선되어 조기 수술과 재활로 생활능력이 개선되고 있지만 고령자에게서 많이 발생하기 때문에 아직도 사망률과 합병증이 크게 줄어들지 않고 있다.

핵가족 시대여서 다쳐도 곁에 나이든 배우자밖에 없으니 막막할 따름이다. 대부분 자식들이 멀리 있어 잠시 돌봐줄 수는 있어도 "긴 병에 효자 없다"고 곁에서 계속 돌봐주기는 쉽지 않다. 결국 젊었을 때 돈을 많이 벌어두어 좋은 시설에서 간병인을 두고 치료를 받거나 그렇지 못하면 방에서 외로이 누워서 지내야 한다. 현대 사회의 쓸쓸한 단면이다.

그러니 죽는 날까지 넘어지지 않도록 뼈 건강을 유지하자. 낙상과 골절은 매우 밀접한 관계에 있으니 근력이 떨어지지 않도록 젊었을 때부터 관리를 잘 해야 한다. 암은 참으로 무서운 병이다. 가족이나 주위 사람들도 모두 그 무서움을 잘 알기에 관심과 배려를 아끼지 않지만 실제로 암 못지않게 무서운 고관절 골절에는 그만큼의 관심을 가져주지 않는다. 뼈 건강은 스스로 지켜야만 한다.

무거운 물건은
몸에 붙여서 들어라

 골다공증 골절은 주로 낙상에 의해서 생기지만 척추 골절은 일상의 하중이나 잘못된 생활습관으로 발생할 수도 있다. 척추는 폐경기 직후에 가장 예민하게 뼈가 빠져나가는 곳이다. 척추뼈에는 해면골이 풍부한데, 스펀지 형태의 해면골은 표면적이 넓어서 뼈를 녹이는 파골세포에 많이 노출되기 때문이다. 이와 같이 폐경기 이후 척추뼈에 해면골이 줄어들면 압박력에 저항하는 능력이 떨어진다.

척추 골절은 흔히 무거운 물건을 들거나 갑자기 힘을 줄 때 발생할 수 있다. 특히 무릎을 펴고 허리를 앞으로 숙인 상태에서 바닥에 있는 물건을 들어 올릴 때 허리에서 받는 비스듬한 하중에 특별히 취약하여 척추체가 붕괴되고 만다. 따라서 물건을 들어 올릴 때에는

무거운 물건을 드는 자세

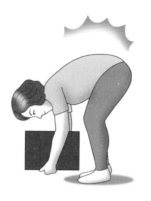

나쁜 자세

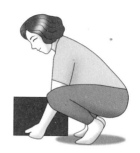

좋은 자세

반드시 허리를 세우고 무릎을 구부려서 바닥에 있는 물건을 들어 올리는 것이 바람직하다. 물건을 몸에 붙이고 발, 무릎, 다리, 허리 높이로 점차 들어 올려서 허리에 수직 압박력만 가해지도록 하고 팔을 몸통에 붙여서 지렛대의 길이를 줄여주는 것이 좋다. 물건이 몸에서 멀리 떨어지면 더 많은 힘이 필요하고 척추에 걸리는 하중도 증가한다.

일반적으로 급성 골절이 발생하면 발생 부위에 통증을 호소하며, 두드리면 아픈 압통이 있거나 자세를 바꿀 때 통증이 온다. 통증이 있을 때 병원을 찾으면 단순 방사선 사진으로도 진단이 가능하다. 드물게는 통증이 매우 심한데도 단순 방사선 사진에서는 뚜렷한 골절이 관찰되지 않을 때가 있으며, 아파하는 곳에 압통이 심하면 MRI 촬영을 권장한다. 서서히 진행되는 압박골절은 환자가 통증을 느끼지 못하다가 방사선 사진상에서 우연히 발견되기도 한다.

척추 골절은 일단 발생하면 주위 척추 마디에 매우 나쁜 영향을 끼치며 마치 도미노처럼 위아래 척추에도 골절이 발생하기 때문에 조기에 예방하는 것이 중요하다. 척추압박골절이 발견되면 통증이 사라질 때까지 짧게 안정을 취하고 보조기 등을 이용하여 빠른 거동을 유도하는 것이 좋다. 또한 칼슘과 비타민 D, 골흡수 억제제를 투여하여 추

벽돌처럼 쌓인 척추 구조

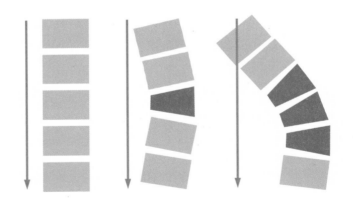

척주는 척추뼈가 나란히 쌓인 모습을 하고 있는데, 그중 한 마디가 상하여 압박골절을 일으키면 몸의 무게 중심이 앞으로 쏠리면서 주변 마디(척추뼈)에도 나쁜 영향을 미쳐서 마치 도미노처럼 연쇄적으로 압박골절을 일으킨다.

가 골절의 위험을 줄여야 한다.

고령이 되어 척추뼈의 골량이 매우 감소된 경우에는 일상의 하중으로도 척추뼈에 금이 가고 부러지는데 방사선 사진에는 잘 나타나지 않는다. 앉아 있거나 서 있으면 엉덩뼈가 매우 아프다고 통증을 호소하지만 일반 진통제나 소염제로는 통증이 잘 조절되지 않는다. 이럴 때는 천추골이나 골반골에 부전골절이 발생했는지 의심해봐야 하며 동위원소 검사나 MRI 검사로 확진이 가능하다.

천추골은 척추의 아래 끝 부분에 해당되며 골반 뒤쪽에 위치해 있다. 부전 골절은 자연 치유가 잘 되지 않고 몹시 고통스럽기 때문에 하중을 줄인 채 통증이 가실 때까지 누워서 치료하고 조기에 골형성제를 투여하는 것이 바람직하다.

손목 골절과 고관절 주위 골절은 모두 낙상에 의해 발생하기 때문에 낙상 예방이 무엇보다도 중요하다. 손목 골절은 넘어질 때 손바닥으로 땅을 짚는 순간 주로 발생한다. 손목에 심한 통증이 느껴지고 손목이 포크 등처럼 변형되기도 하므로 빨리 병원을 찾아 뼈를 원래의 위치로 잡아당겨 잠시 고정한 채 치료해야 한다.

민첩성까지는 아니더라도 평소 근력과 몸의 밸런스를 잘 유지하기 위하여 국민체조, 걷기, 등산 등 운동을 습관화하는 것도 좋다. 선진국에서는 동네별로 낙상 방지 프로그램을 운영하고 있으며 노인정과 같은 곳에서 운동과 체조를 가르치고 있다.

집 안에서도 바닥에 걸려 넘어질 물건을 치우고 문턱을 없애는 것이 좋다. 잘 때도 취침등을 켜서 걸려 넘어지거나 미끄러져 넘어지지 않도록 해야 하며, 목욕탕 바닥엔 미끄럼 방지 테이프 등을 부착하여 사고를 미연에 방지하도록 하자.

나이가 들면 시력도 나빠지고 걸음이 시원찮기 때문에 항상 낙상을 경계해야 한다. 낙상 시에는 골반뼈를 보호하기 위하여 스펀지 코르셋과 같은 내복을 착용하기도 한다. 미국 정형외과학회와 골절학회는 낙상의 중요성을 홍보하고자 배우들에게 포장 에어캡, 일명 뽁뽁이 옷을 입힌 포스터를 제작하여 배포하기도 했다. 낙상 시 몸에 충격을 받지 않도록 한 것이며 그만큼 낙상이 골다공증 골절의 주요 요인임을 말해주고 있다.

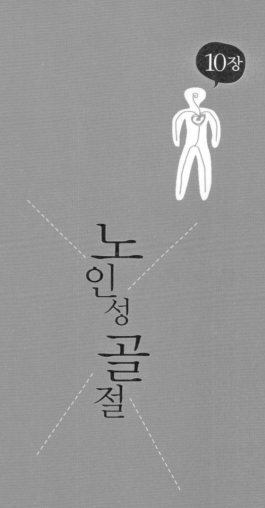

10장

노인성 골절

살짝 넘어져도
바로 골절이다

화장실에서 살짝 미끄러져 뒤로 넘어지면서 엉덩방아를 찧은 79세 J씨는 허리에서 "뚝!" 하는 소리와 함께 등에 통증을 느꼈으나 며칠 쉬면 나아질 거라고 생각했다. 하지만 그날부터 자리에 누워서 며칠을 쉬었지만 나아질 기미가 보이지 않았다. 결국 아들과 함께 병원을 찾은 J씨는 '노인성 척추압박골절'이라는 진단을 받았다.

뼈가 많이 약해진 노인들의 경우 작은 충격에도 골절이 발생할 수 있다. 미국 릭스의 연구에 의하면 척추압박골절 발생률은 나이가 열 살 정도 많아질 때마다 두 배 가까이 늘고 있다. 대퇴골 경부골절도 비슷한 경향을 보인다. 이처럼 나이가 들수록 골절의 발생 빈도는 높아지고 있다.

남녀 가릴 것 없이 노년이 되면 골형성 능력이 떨어지기 때문에 골다공증으로 인해 약해진 뼈에서 골절이 발생하면 때로는 그 결과가 상당히 비참하다. 골절이 일어나면 팔다리가 휘고 통증이 심하여 움직이기 어렵다. 보통 병원에서 부러진 뼈의 위치를 바로잡고 석고로 고정하거나 여러 개의 금속 나사못을 이용하여 수술로 뼈를 고정해야 하는데, 뼈가 너무 무른 경우에는 나사못이 견고하게 뼈를 잡아주지 못하는 사례가 종종 발생한다. 따라서 정형외과 의사는 약한 뼈를 치료하는 동시에 잘 낫지 않는 뼈를 치료해야 하는 딜레마에 빠지게 된다.

　최근 논문에 의하면 골절 후 뼈가 잘 낫지 않는 환자들의 대부분이 비타민 D가 부족하여 비타민 D의 보충이 많은 도움이 되었다는 보고가 있었다. 일단 골절이 되면 외출이 부자유스럽기 때문에 햇볕에 잘 노출되지 않아서 비타민 D 결핍이 더 많이 발생했다고 추정할 수 있다. 따라서 노령 환자일수록 골절 후에 칼슘과 비타민 D의 보충이 권장된다. 뼈가 매우 약한 환자의 경우에는 다소 비용이 많이 들고 매일 주사를 맞아야 하는 불편이 있어도 부갑상선 호르몬 주사 치료를 병행하여 골형성 능력을 자극하는 것도 하나의 방법이다.

　모든 일에 있어 예방이 중요하다고 강조하지만 우선 급한 일부터 하다 보면 당장 큰 이상이 보이지 않는 뼈 건강은 소홀하기 마련이다. 책자 발간도 이런 내용을 홍보하여 "뼈는 건강할 때 지키자!"는 캠페인의 일환으로 기획한 것이다.

요즘은 충치나 풍치로 치아를 잃어버리면 치아 임플란트를 많이 한다. 나이가 들면서 치주나 치아가 점점 나빠지는 것을 보고 느끼면서도 일이 터질 때까지 치과에 잘 안 가게 된다. 하물며 보이지 않는 뼈에 큰 관심을 두지 않는 것은 어쩌면 당연할 수 있다. 다만 관절염이 있는 할머니나 할아버지들은 관절 통증으로 병원에 자주 내원하여 뼈와 마디에 대한 관심이 높아질 수밖에 없는데, 골다공증 치료가 평생 치료의 개념이고 비용도 만만치가 않아서 장기적인 관리가 어려운 실정이다.

　골다공증 골절이 발생하면 골밀도가 아주 낮지 않아도 타 부위에 또 다른 골절이 발생할 위험이 높아지는데, 그동안 골절 1년 후부터는 골밀도만으로 보험 혜택 여부를 결정하기 때문에 비용 문제로 중도에 포기하는 환자가 많았다. 나이가 들어 수입은 한정되어 있고 병원비 때문에 자식들한테 손 벌리기도 어려운 까닭이다. 다행히 2015년 5월부터는 골절 후 3년 동안 보험 혜택을 받을 수 있게 되었다.

골다공증은
치료 시기가 중요하다

골다공증 치료는 언제 시작하는 것이 좋을까? 골다공증성 골절이 발생한 환자의 반은 골밀도 수치로만 보면 골감소증에 속하는 사람들이다. 따라서 골밀도만으론 골절 위험도를 정확히 예측하기 어려워 FRAX(100쪽 참조)와 같은 프로그램이 개발되기도 하는데, 거기서는 골절 위험 인자를 중요시 여기고 있다. 즉 여성, 고령, 과거 골절력, 부모의 고관절 주변 골절력, 음주, 흡연, 특수약제, 류머티스 관절염 등등 위험 요소가 많은 환자는 골밀도도 중요하지만 위험률을 계산하여 10년간 골다공증 골절 발생 위험률이 20퍼센트를 넘거나 고관절 주위 골절 발생 위험률이 3퍼센트 이상이면 골밀도 수치에 관계없이 치료를 시작하는 것이 좋다.

그렇다면 골다공증이 없어도 미리 약물로 예방하는 것이 의미가 있을까? 간혹 건강염려증 때문에 약물 의존도가 높은 환자들이 있다. 대부분의 질병이 그렇듯 골다공증 역시 약물에 의존하기보다 적절한 운동과 생활습관으로 예방하는 것이 좋다.

당장은 골밀도도 낮지 않고 위험 요소도 없는데 미래를 대비한다고 비스포스포네이트 제제와 같은 강한 골흡수 억제제를 수년간 사용하면 비전형 대퇴골 골절 혹은 턱뼈 괴사와 같은 합병증이 발생할 수 있기 때문이다. 따라서 의사도 환자도 약제를 장기간 투여할 때에는 항상 이득과 손해를 추정하여 이득이 높다고 판단되는 경우에만 투약하는 것이 바람직하다.

반대로 골다공증이 이미 많이 진행된 경우는 어떨까? 고령자인 경우 얼마나 효과가 있을지 몰라서 치료를 포기하는 경우도 있을 것이다. 골다공증으로 인해 이미 골절이 발생한 환자는 같은 부위의 재골절 내지는 타 부위의 골절 위험이 크게 증가한다. 특히 고관절 주위 골절, 척추 골절의 경우 사망률도 골절의 수에 따라 점차로 증가하기 때문에 골절 병력이 있는 환자는 더욱 세심한 주의를 요한다.

영국과 같은 사회주의 보험 국가에서는 적은 경비로 최대한의 효과를 얻고자 진료에 제한을 많이 두고 있지만 골다공증 골절이 발생한 환자에 대해서만큼은 이중에너지 방사선흡수법(DXA)을 이용한 골밀도 검사와 골다공증 치료제의 투여를 적극 권장하고 있다. 그만큼 이들이 제일 위험한 환자군이며 투약 시 2차 골절을 효과적으로 막을 수 있다고 판단하기 때문이다.

고령자 중에는 다발성 척추 골절이 발생하고 때로는 천추에 피로골절이 발생하기도 하는데 이런 경우에는 아무래도 골흡수 억제제와 비타민 D만으로 통증 조절과 압박골절의 진행을 막기에 부족하므로 골형성제의 적극적인 투여를 권장한다. 하지만 부갑상선 호르몬의 투여는 매일 피하주사를 놓아야 하는데, 바늘이 매우 작고 잘 보이지 않기 때문에 도우미가 필요하다는 것과 약값이 비싸다는 단점이 있다.

고령자도
수술을 포기할 필요 없다

흔히 나이가 많으면 신체 기능이 많이 떨어지기 때문에 수술에 대한 부담이 높을 거라고 생각한다. 환자 자신보다 보호자 입장에서 염려스러워하는 경우가 더 많다. 하지만 골절의 경우는 상황이 조금 다를 수 있다. 실제로 의료진의 입장에서 수술이 지연될 때 가장 문제가 되는 골절은 고관절 주위 골절(대퇴골 경부 골절과 대퇴골 전자간 골절)이며, 장기적인 침상 치료에 따르는 욕창, 요로 감염, 폐렴 등의 합병증을 예방하고자 환자의 상태만 허락된다면 조기 수술을 시행한다. 물론 드물게 내과적으로 상태가 너무 나빠서 마취가 불가능한 사례도 있다. 이런 경우 위험이 너무 커서 수술을 권하지 않는다.

수술을 받은 경우에는 1년 사망률이 약 20퍼센트 전후지만 환자가 건강상의 이유로 수술을 포기하는 경우에는 그 사망률이 서너 배나 높아진다. 단순히 80~90세가 넘었다는 이유만으로 수술을 포기하기도 하고, 사이비 치료사에게 연로한 어르신들의 치료를 맡기는 경우도 있는데 이는 가장 잘못된 선택이다.

인터넷에 보면 병원에서 치료하지 못하는 골절 환자를 자신이 치료할 수 있다고 보호자에게 호언장담하는, 참으로 기가 막히고 한심한 글들이 많이 올라온다. 이 같은 짓은 마지막 남은 기회를 차버리는 경우이므로 병원에서 도저히 수술이 어렵다고 하면 몰라도 단순히 연로하여 수술이 힘들 것이라는 지레짐작만으로 수술을 포기해서는 안 된다.

대부분의 대학병원 내지 3차 병원에서는 이와 같이 내과적 질환이 많은 고령자도 중환자실을 확보하고 충분히 대비하여 수술에 임하므로 무사히 수술을 마치고 퇴원하는 경우가 많다. 물론 고위험 환자의 경우 회복되지 못하고 병원에서 사망하는 사례가 전 세계적으로 약 3퍼센트 전후로 있지만 최근에는 의료 기술이 발달하여 그 위험도가 점차로 감소하고 있다. 장기간의 재활을 요하거나 끝내 휠체어에만 앉아 있다가 운명하는 경우도 있다. 그래도 보다 나은 삶의 질을 위해 가능하다면 수술이 바람직하다고 생각된다.

최근에는 95세 이상의 고령자들도 수술을 많이 받고 있으며, 위험한 고비를 잘 넘기고 퇴원하는 사례도 많다. 물론 전신이 많이 쇠약해져 있어 많은 환자들이 바로 집으로 돌아가지 못하고 재활병원이나 요양병원으로 가고 있는 실정이다. 아마도 여건상 집에서 장기적으로 돌보기가 쉽지 않아서일 것이다.

인공관절 수술이 필요한 경우는 어떨까? 연령이 높을수록 수술 위험성에 대해 염려하지 않을 수 없다. 그러나 이 역시 무조건 피할 이유는 없다. 인공고관절 치환술은 보통 대퇴골 경부 골절과 골다공증이 심한 일부 대퇴골 전자간 분쇄골절 환자의 치료 방법으로 사용된다. 골다공증이 심한 환자의 경우에도 인공 삽입물이 기능을 발휘하기 때문에 고령자의 치료로 안성맞춤이다. 금속나사 내고정에 비하여 수술의 규모가 크고 최초 비용이 다소 많이 드는 것이 단점이지만 수술이 성공적으로 마무리되면 조기 보행이라든지 기능 면에서는 유리한 장점이 있다. 골다공증 골절에서 인공관절 수술의 상한 연령은 없으나 마취가 가능해야 수술이 진행되기 때문에 고령자일수록 술전 검사를 많이 한다.

고관절 주위 골절은 위험도가 높다

실제로 골다공증 골절로 치료를 받은 사례를 짚어보고 치료 방법과 회복 과정을 살펴보자. 우선 가장 위험한 고관절 주위 골절로, 낙상 후 대퇴골 경부 혹은 전자부에 골절이 발생한 할머니의 경우를 예로 들어보자. 치료 방법은 환자의 연령, 골절 부위 및 골절의 심각성에 따라 모두 다르지만 기본 목표는 신속히 수술하여 통증을 줄이고 빨리 거동할 수 있도록 돕는 것이다.

먼저 경부 골절이다. 신체 연령이 젊고 활동적인 할머니여서 수술이 가능하다면 부러진 뼈를 신속히 바로잡고 부러진 부위가 다시 어긋나지 않도록 작은 금속나사 여러 개(다발성 유관나사)를 이용하여 고정하거나 한 개의 굵은 나사(활강 고나사)로 고정한다. 이런 나사들은 환자가 체중 부하를 할 때 나사가 조금씩 밀리도록 고안되어 있어 골절부에 압박이 가해지면서 골유합을 유도한다.

　하지만 얻는 것이 있으면 잃는 것도 있다. 아무래도 골절부에 압박이 가해지면 서로 맞물리면서 전체 길이는 좀 짧아지게 된다(다리가 약간 짧아지고 엉덩이 근육도 힘이 다소 약해짐). 따라서 활강(골절부가 압박되는 과정)이 적당히 일어나면 골절 치료에 도움을 주고 다리 길이도 큰 변화가 없으나 뼈가 약하여 활강이 많이 일어나면 큰 희생을 치르면서 골유합을 얻게 된다. 대퇴골 경부 골절은 치료 과정에서 불유합, 무혈성 괴사 등 합병증이 잘 발생하기 때문에 이와 같이 나사 고정법으로 길이를 좀 손해 보더라도 신속히 골유합을 얻고자 시도하는 방법이다.

　경부 골절에서 환자의 나이가 많고 골절이 많이 어긋나 있는 경우에는 처음부터 인공 고관절 치환술을 시행하는데, 금속나사로 고정해도 골질이 나빠서 고정 실패가 자주 발생하기 때문이다.

　인공 고관절 치환술은 금속나사 삽입술에 비하여 수술이 크고 비용이 상대적으로 비싸지만 조기 체중 부하가 가능하고 고정 실패나 무혈성 괴사 등의 합병증으로 인한 재수술의 위험이 적다는 장점도 있다.

　경부 골절만큼 무서운 또 하나의 고관절 주위 골절은 전자간 골절이다. 골절이 경부보다 아래쪽에서 발생하는데, 통증이 심하며 가능하면 빨리 큰 나사못으로 고정하는 것이 바람직하다. 전자간 골절은 경부 골절에 비하여 골절편 간의 접촉면이 넓어서 골유합은 비교적 잘 이뤄지나 불안전성 골절인 경우에는 체중 부하 시 골편이 회전

대퇴부 경부 골절

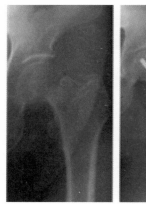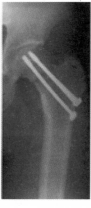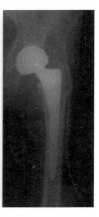

대퇴골 경부 골절이 발생하여 골절부가 전이된 모습을 보여주며 가운데 사진은 골절을 바로잡고(정복하고) 세 개의 유관 나사로 고정한 사진이다. 경부 골절이 고령자에서 발생하는 경우에는 우측 사진과 같이 처음부터 인공 고관절 치환술을 시행하며 나사 고정 후에 불유합, 대퇴골두 무혈성 괴사 등의 합병증이 발생하는 경우에도 인공 고관절 치환술을 시행한다.

대퇴부 전자간 골절

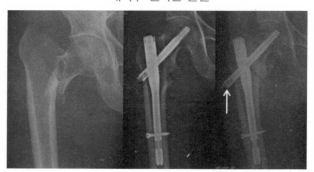

전위성 전자간 골절을 정복하고 골수정 나사로 고정한 치료 사례. 금속 나사가가 활강하면서 골절부를 압박하는 모습을 볼 수 있으며 나사 끝(흰색 화살표)이 뼈 밖으로 튀어 나온 만큼 단축이 발생한다.

하고 지나치게 활강하여 내고정이 실패하는 사례가 종종 발생한다. 따라서 연령이 많고 골다공증이 심한 환자에게서 불안정성 골절이 발생하는 경우에는 전자간 골절에서도 인공 고관절 치환술을 시행하는 사례가 있다.

이와 같이 고관절 주위에서 발생한 대퇴골 경부와 전자간 골절은 그 예후도 좋지 못하여 골절 환자의 4분의 1만 수술 전의 보행 능력을 유지할 수 있으며, 특히 고령 환자는 사망률이 높고 근력이 약해져서 타인의 도움 없이는 살아가기 어려운 사례가 많이 발생한다.

이와같이 고령화는 큰 사회문제가 되며 우리나라는 현재 65세 인구의 비율이 12%를 넘어서고 있고 조만간 14%가 넘는 고령사회로 접어들 것으로 전망되고 있다. 일본은 이미 21%가 넘어서 초고령사회이며 우리나라도 2015~2020년엔 초고령사회로 접어들 것으로 전망되고 있다.

산업연구원의 발표에 따르면 OECD 34개 회원국의 인구구조 비교·분석 결과, 2013년 기준 한국의 고령 인구(65세 이상) 비중은 30위에 머물렀지만 증가 속도는 1위를 기록했다. 우리나라의 노령화 속도가 OECD 국가에서 가장 높고 평균의 2.5배나 된다고 하니 본격적인 고령사회를 앞두고 노인성 질환에 대한 대비가 절실하지만 경기도 나쁘고, 국가와 가계 부채는 늘고 있어서 참으로 신중한 대비가 필요하다.

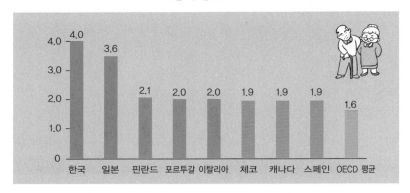

노령화 증가 속도

각 국의 1970년 고령인구 비중을 1로 설정하고 2013년까지 65세 이상 인구 비율을 토대로 노령화를 계산하는데 우리나라는 4배로 기타 OECD 평균 1.6배에 비해 두 배 이상 빠른 속도다.

가벼운 산책이
척추 골절을 막는다

때때로 고관절 주위 골절만큼이나 심각한 것이 다발성 척추압박골절이다. 신선 척추압박골절이 발생하면 환자는 등이나 허리에 심한 통증을 느끼며 누워서 스스로 자세를 바로잡거나 기침을 하기 힘든 경우가 많다.

우선 환자를 침대에 눕혀서 안정을 취하게 하되 너무 흔들리지 않는 매트리스 침대가 좋다. 이후 통증을 조절한 다음 신경 압박 징후가 없는지 살펴보고 통증이 줄어들면 보조기 등을 이용하여 거동할 수 있도록 도와줘야 한다. 처음엔 약간 찌그러진 압박골절이라도 시간이 지나면서 점점 더 진행되는 사례가 많으며, 통증이 가라앉지 않을 때에는 척추 골절부에 뼈 시멘트를 주입하여 안정성을 확보하는 척추 성형술을 해야 하는 경우도 있다.

그러나 많은 사례에서 압박골절은 자신도 모르게 서서히 진행되어 검진 때 발견되는 경우도 있으며, 특히 허리가 크게 휜 할머니들 중에는 뚜렷한 외상이 없는데도 다발성 척추압박골절을 발견한 사례도 적지 않다.

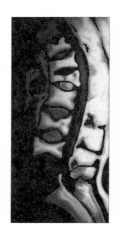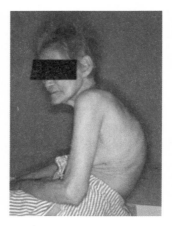

이처럼 골다공증성 척추 골절의 특징은 한 마디가 상하면 이어서 인접 마디가 다시 주저앉을 위험이 높다. 여러 마디가 상하면 등이 심하게 앞으로 휘고 구부러져서 폐활량이 줄고 거동이 제한되어 장기 사망률이 고관절 주변 골절 후 사망률에 맞먹을 정도다.

따라서 첫 번째 척추압박골절이 발생하지 않도록 대비하는 것이 차

후에 여러 마디에 압박골절이 발생한 이후에 치료를 시작하는 것보다 효과적이다. 또한 골절은 평소의 생활습관으로 예방하는 것이 좋은데, 등산과 같은 운동이 힘들다면 가벼운 산책이라도 매일 하는 것이 도움이 된다. 일본 의학지 자료에 의하면 매일 산책을 하는 노인들이 그렇지 않은 사람에 비해 잘 넘어지지 않는다고 한다.

또한 산책은 걸으면서 자세를 반듯하게 함으로써 신체의 안정성을 유지하는 역할을 하고, 넘어지더라도 골절이 잘 되지 않게 뼈를 받치는 근육이 보강된다. 주 2~3회 등산이나 매일 한 시간 정도 산책하는 습관으로 골절을 예방하자. 또한 가능하면 근력운동도 같이 해서 근육 위축과 근력 감퇴를 예방하거나 지연시키는 것이 좋다.

이와 같이 척추 골절이 발생하면 환자는 이미 중증 골다공증에 속한다고 볼 수 있으며, 환자의 상태에 따라 골다공증 전문 치료제를 투여함은 물론 비타민 D와 칼슘이 많은 음식을 섭취하고 운동요법 등을 시행하는 것이 바람직하다.

고혈압이나 당뇨와 마찬가지로 일단 병에 걸리면 평생 치료를 받아야 하지만 골다공증은 재차 골절이 일어나기 전까지 뚜렷한 증상 없이 그런대로 지낼 수 있기 때문에 조기 치료를 놓치는 경우가 많다. 골절 후 1년 동안 지속적으로 약을 복용하는 환자가 절반이 되지 않으며, 이마저도 시간이 지날수록 감소하고 있으니 가족과 주변에서 지속적으로 챙겨줄 필요가 있다.

양규현 박사의 백세 건강 지켜주는
뼈 이야기

1판 1쇄 발행 2015년 5월 30일
1판 2쇄 발행 2015년 6월 10일

지은이 | 양규현

펴낸이 | 최명애
펴낸곳 | 공감

등   록 | 1991년 1월 22일 제21-223호
주   소 | 서울시 송파구 마천로 113
전   화 | 02_448_9661
팩   스 | 02_448_9663
홈페이지 | www.kunna.co.kr
이메일 | kunnabooks@naver.com

ISBN 978-89-6065-301-6 13510

공감은

Win
Win
Win

나를 위하고
상대를 위하고
사회를 위하는 원고를 기다립니다.